Ellen Heidböhmer

Gesund und fit mit

Zitrus-
früchten

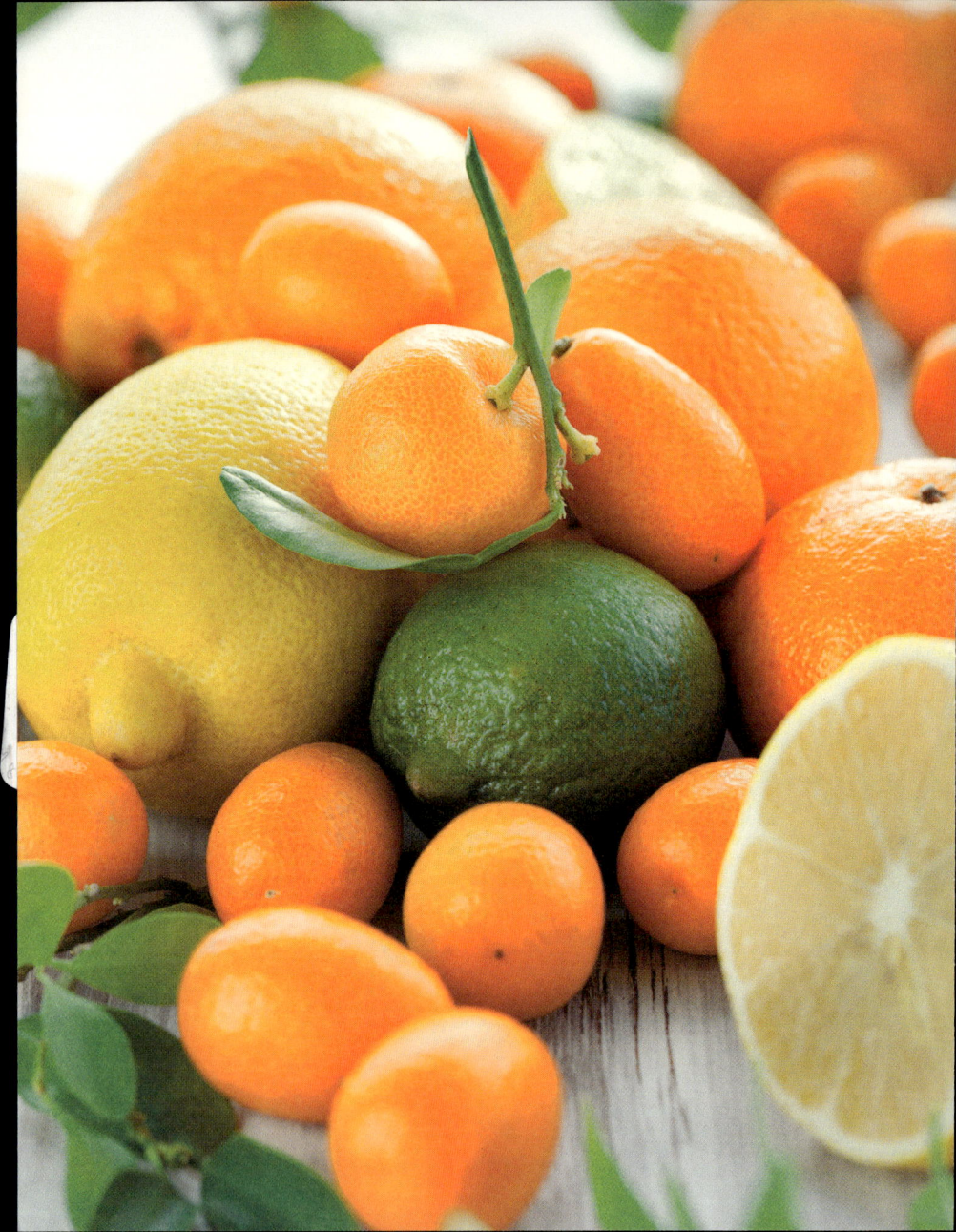

Ellen Heidböhmer

Gesund und fit
mit Zitrus-
früchten

- Stimmungshebend
- Cholesterinsenkend
- Entgiftend

HERBiG | Hausapotheke

Wichtige Hinweise
Die Wissenschaft ist ständig im Fluss. Die vorliegenden Informationen beruhen auf gründlicher Recherche der Autorin. Ziel des Buches ist es, die modernen Erkenntnisse der Ernährungsmedizin aufzuzeigen, wobei die Betreuung durch einen Therapeuten hiermit nicht ersetzt werden soll. Alle Empfehlungen und Informationen sind von Autorin und Verlag sorgfältig geprüft, dennoch kann keine Garantie übernommen werden. Jegliche Haftung der Autorin bzw. des Verlages und seiner Beauftragten für Gesundheitsschäden sowie Personen-, Sach- oder Vermögensschäden ist ausgeschlossen.
Für die Angaben zu den aufgeführten Produkten kann weder seitens der Autorin noch seitens des Verlages eine Gewähr übernommen werden. Der Leser sollte in jedem Fall seinen Therapeuten um Rat fragen, verordnete Medikamente nicht eigenmächtig absetzen und die Anwendung der hier genannten Präparate auf seinen speziellen Bedarfsfall vom betreuenden Therapeuten prüfen lassen.

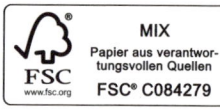

Besuchen Sie uns im Internet unter:
www.herbig-verlag.de

© 2014 by F. A. Herbig Verlagsbuchhandlung GmbH, München
Alle Rechte vorbehalten
Umschlaggestaltung: Wolfgang Heinzel
Coverfoto: Shutterstock
Lektorat und Bildredaktion: Désirée Schoen
Satz: Buch-Werkstatt GmbH, Bad Aibling
Gesetzt aus der 9,5/13,5 Utopia
Druck und Binden: Finidr s.r.o.
Printed in EU
ISBN: 978-3-7766-2740-4

Inhalt

Vorwort   11

Zitrusfrüchte – ein historischer Abriss   13
Die Grapefruit   13
Die Geschichte der Grapefruit   13
Wissenswertes und Kurioses   14
Die Limette   14
Die Geschichte der Limette   14
Wissenswertes und Kurioses   16
Die Mandarine   17
Die Geschichte der Mandarine   17
Wissenswertes und Kurioses   17
Die Orange   18
Die Geschichte der Orange   18
Wissenswertes und Kurioses   19
Die Pampelmuse   21
Die Geschichte der Pampelmuse   21
Wissenswertes und Kurioses   21
Die Pomelo   21
Die Geschichte der Pomelo   21
Wissenswertes und Kurioses   22
Die Zitrone   22
Die Geschichte der Zitrone   22
Wissenswertes und Kurioses   24

Steckbriefe der einzelnen Zitrusfrüchte   26
Die Grapefruit   28
Botanische Informationen   28
Verwendung der Grapefruit   29

Tipps zu Einkauf, Lagerung und Verzehr	29
Die Limette	31
Botanische Informationen	31
Verwendung der Limette	32
Tipps zu Einkauf, Lagerung und Verzehr	32
Die Mandarine	35
Botanische Informationen	35
Verwendung der Mandarine	35
Tipps zu Einkauf, Lagerung und Verzehr	36
Orange	37
Botanische Informationen	37
Verwendung der Orange	38
Tipps zu Einkauf, Lagerung und Verzehr	39
Die Pampelmuse	41
Botanische Informationen	41
Verwendung der Pampelmuse	41
Tipps zu Einkauf, Lagerung und Verzehr	41
Die Pomelo	43
Botanische Informationen	43
Verwendung der Pomelo	44
Tipps zu Einkauf, Lagerung und Verzehr	44
Die Zitrone	45
Botanische Informationen	45
Verwendung der Zitrone	46
Tipps zu Einkauf, Lagerung und Verzehr	46
Die Inhaltsstoffe der Zitrusfrüchte und ihre Wirkung	48
Die Grapefruit	49
Die Limette	50
Die Mandarine	51
Die Orange	53
Die Pampelmuse	54

Die Pomelo 55

Die Zitrone 56

Wirkungen und Aufgaben der Inhaltsstoffe 58

Indikationen, Anwendungen und Heilrezepte mit Zitrusfrüchten 67

Die Grapefruit 68

Indikationen für die Grapefruit 70

  Abwehrschwäche 70

  Anspannung, innere 71

  Depressive Verstimmungen 71

  Diäten, unterstützend 71

  Erschöpfung 72

  Flüssigkeits- und Mineralstoffverlust bei Hitze 72

  Harnwegsbeschwerden 72

  Negative Gefühle 73

  Rheumatische Beschwerden 73

Heilrezepte mit Grapefruit für Körper und Seele 74

Die Limette 77

Indikationen für die Limette 78

  Ängste 78

  Anspannung, innere 78

  Depressive Verstimmungen 78

  Durchwärmung 79

  Entgiften und Entschlacken 79

  Erhöhte Ansteckungsgefahr 81

  Morgendliches Munterwerden 81

  Rekonvaleszenz 81

  Stress 82

Heilrezepte mit der Limette 82

Die Mandarine 84

Die Mandarine in der Traditionellen Chinesischen Medizin (TCM) 84

Die Mandarine in der Aromatherapie 85

Indikationen für die Mandarine	86
Appetitlosigkeit	86
Bauchweh bei Kindern	86
Blutreinigung	88
Erschöpfung	88
Husten	88
Magen-Darm-Beschwerden	89
Muskelkrämpfe	89
Nervöse Beschwerden	89
Schwangerschaftsstreifen	90
Überanstrengung	90
Unruhige Babys	90
Verspannungen	90
Verstopfung (Obstipation)	91
Heilrezepte mit der Mandarine	91
Die Orange	95
Indikationen für die Orange	97
Appetitlosigkeit	97
Einschlafprobleme	97
Erbrechen	98
Erkältungskrankheiten	98
Herpes simplex	98
Herzklopfen	99
Luftschlucken (Aerophagie)	99
Nervosität	99
Neuralgien	100
Schlaflosigkeit	100
Verdauungsbeschwerden	100
Heilrezepte mit Orange	101
Die Pampelmuse	104
Indikationen für die Pampelmuse	105
Energiemangel	105

Säure-Basen-Gleichgewicht	105
Stoffwechselanregung	106
Heilrezepte mit Pampelmuse	106
Die Pomelo	107
Indikationen für die Pomelo	107
Allergien	107
Kreislaufbeschwerden	108
Regeneration	108
Stoffwechselanregung	110
Verdauungsbeschwerden	110
Heilrezepte mit der Pomelo	110
Die Zitrone	111
Indikationen für die Zitrone	112
Aphthen	112
Blutzirkulation	113
Cellulite	113
Erbrechen	113
Erhöhter Cholesterinspiegel	114
Grippe	114
Hühneraugen	116
Insektenstiche	116
Kopfschmerzen	116
Mandelentzündung (Tonsillitis)	117
Muskelverspannungen	117
Nasenbluten	117
Nervosität	118
Ohrenschmerzen	118
Stimmungstiefs	118
Verdauungsprobleme	119
Verstopfung (Obstipation)	119
Wunden, kleine	119
Heilrezepte mit der Zitrone	120

Kuren mit Zitrone   122
Erste Hilfe mit Zitrone   123
Körper- und Gesichtspflege mit Zitrone   124
Anwendungen mit Zitrone in Küche und Haushalt   126

Kulinarisches mit Zitrusfrüchten   130

Verzeichnis der Rezepte   130
Wissenswertes und Tipps zur Verwendung von Zitrusfrüchten in der Küche   133
Die Rezepte
Vorspeisen   134
    Salate   134
    Suppen   136
Hauptgerichte   140
    Hauptgerichte mit Fisch   140
    Hauptgerichte mit Fleisch   143
    Vegetarische Hauptgerichte   147
Chutneys und Pestos   149
Desserts   152
Kuchen und Torten   154
Brotaufstriche   157
    Herzhafte Brotaufstriche   157
    Süße Brotaufstriche   158
Getränke   160
    Heiße Getränke   160
    Kalte Getränke   163

Über die Autorin   165
Bildnachweis   166

Vorwort

Zitrusfrüchte gehören zu den ältesten Obstsorten der Welt: Schon vor über 4000 Jahren wurden sie in China angebaut. Beliebt waren sie zunächst wegen ihres frischen Dufts und ihres erfrischenden Geschmacks, später wegen ihrer ätherischen Öle, die für die Parfümproduktion von Bedeutung waren, und noch später, im Zeitalter des Barock, wegen ihrer schön anzusehenden Zierform, die Bäume und Sträucher zu beliebten Sammlerobjekten für Ziergärten und Orangerien machte.

Im 17. Jahrhundert wurden die ersten essbaren, süßen Zitrusfrüchte gezüchtet. Im 18. Jahrhundert erregte James Cook Aufsehen, als er auf seinem Schiff »Endeavour« Zitrusfrüchte auf den täglichen Speiseplan setzte, um den gefürchteten Skorbut bei seiner Mannschaft zu verhindern (s. S. 24).

Heute werden ca. 7 Millionen Tonnen Mandarinen, Orangen, Pampelmusen und Zitronen jährlich nach Deutschland importiert. In den letzten 15 Jahren ist der Absatz kontinuierlich gestiegen und macht heute etwa 20 % des Angebots an Frischobst aus. Die farbenfrohe Vielfalt der Früchte und ein wachsendes Gesundheitsbewusstsein sind zwei der Gründe dafür. Die spezifische Heilkraft der Zitrusfrüchte ist allerdings noch weitgehend unbekannt, lediglich ihre heilende Wirkung bei Erkältungskrankheiten (»heiße Zitrone«) wird seit langer Zeit geschätzt.

Dieser Ratgeber möchte Ihnen zeigen, was die kleinen Kraftpakete sonst noch alles können und die Vielfalt ihrer Heilwirkungen aufzeigen: vom Vitamin C und den sekundären Pflanzenwirkstoffen über die ätherischen Öle (z. B. Grapefruitöl bei Erschöpfung, s. S. 72) und Teezubereitungen (z. B.

Orangenblütentee bei Einschlafproblemen, s. S. 104) bis zur Verwendung der Fruchtschalen (z. B. Mandarinenschalentee bei Verdauungsbeschwerden, s. S. 93).

Wussten Sie z. B., dass die ätherischen Öle der Zitrusfrüchte sich auch wunderbar zur Stoffwechselanregung einsetzen lassen (z. B. grüner Tee mit Pampelmusensaft, s. S. 106)? Außerdem können Sie mit ihnen Krankheiten vorbeugen (z. B. Limettenöl in Zeiten erhöhter Ansteckungsgefahr und für Räume mit Publikumsverkehr, s. S. 83) und sie sogar für die Hautpflege nutzen (z. B. Grapefruit-Mandarinen-Duschgel, s. S. 76).

Ich wünsche Ihnen viel Freude beim Lesen, beim Ausprobieren der vorgestellten Heilanwendungen und beim Kochen und Backen mit Zitrusfrüchten. Bleiben Sie bzw. werden Sie wieder gesund mithilfe von Grapefruit, Limette, Mandarine, Orange, Pampelmuse, Pomelo und Zitrone!

Ellen Reichbohm

Anmerkung: Vielleicht vermissen Sie in diesem Ratgeber die Bergamotte, die Bitterorange (Pomeranze), die Kaffir-Limette, die Kumquat, die Rangpur-Limette und die Zitronatzitrone. Diese Zitrusfrüchte werden hier nicht behandelt, da sie entweder schwer erhältlich oder schwierig zu verarbeiten sind oder keine nennenswerte Heilwirkung haben.

Zitrusfrüchte –
ein historischer Abriss

Die Grapefruit

Die Geschichte der Grapefruit

Forscher vermuten, dass es sich bei der Grapefruit um eine natürliche Zufallskreuzung von Orange und Pampelmuse handelt, wobei die Grapefruit enger mit der Pampelmuse als mit der Orange verwandt ist.

Ihre tatsächliche Herkunft ist ungewiss, vermutlich wurde sie im Jahr 1750 aus Südchina nach Barbados eingeführt, zusammen mit einer Schiffsladung Pampelmusensamen. Die frühesten Berichte über die Grapefruit kommen aus Barbados und Jamaica und datieren aus dem 18. Jahrhundert.

Lange Zeit wurde die Grapefruit nur als Zierpflanze genutzt. 1830 untersuchte der schottische Arzt und Botaniker James Macfayden (1799–1850) die Grapefruit erstmals wissenschaftlich. Er erkannte sie als eigene Art an und gab ihr den Namen *Citrus paradisi.* Heute wird sie noch gelegentlich »Paradiesapfel« genannt.

Zu Beginn des 19. Jahrhunderts gelangte die Grapefruit von Barbados aus auf den amerikanischen Kontinent – durch den französischen Grafen Odet Philippe (1787–1869). Der Chefchirurg von Napoleons Flotte wurde in der Schlacht von Trafalgar 1805 von den Briten gefangen genommen und ins Exil auf die Bahamas geschickt. Nach seiner Freilassung im Jahr 1807 ließ er sich als praktischer Arzt und Pflanzenzüchter in South Carolina nieder. Die Samen der Grapefruits, die er von Barbados mitgebracht hatte, verschenkte er und legte damit den Grundstein für den Siegeszug von Grapefruitsaft als erfrischendes Getränk.

Um 1880 entwickelte sich in Florida ein kommerzieller Grapefruitanbau mit verschiedenen Sorten. In Europa wird die Grapefruit erst seit dem 20. Jahrhundert kultiviert. Im Jahr 2012 waren Südafrika und die USA (vor allem Florida und Texas) die mit Abstand größten Grapefruitproduzenten, gefolgt von China, der Türkei und Israel. Die Grapefruiternte weltweit beträgt heute etwa sechs Millionen Tonnen.

Wissenswertes und Kurioses

Ätherisches Grapefruitöl wird in der Magie für Geld- und Glückszauber verwendet. Außerdem soll es die Engel der Freude anlocken, das innere Licht entzünden und negative Energien umwandeln.

Eine Mischung aus Olivenöl, frischer Grapefruit und Bittersalz wird zur Leberreinigung eingesetzt.

Die Limette

Die Geschichte der Limette

Die Echte Limette stammt ursprünglich aus Malaysia. Die Gewöhnliche Limette ist vermutlich aus einer natürlichen Kreuzung zwischen der Ech-

*2 Ein französischer Graf, der sich
in South Carolina ansiedelte,
verhalf dem Grapefruitsaft zum Durchbruch.*

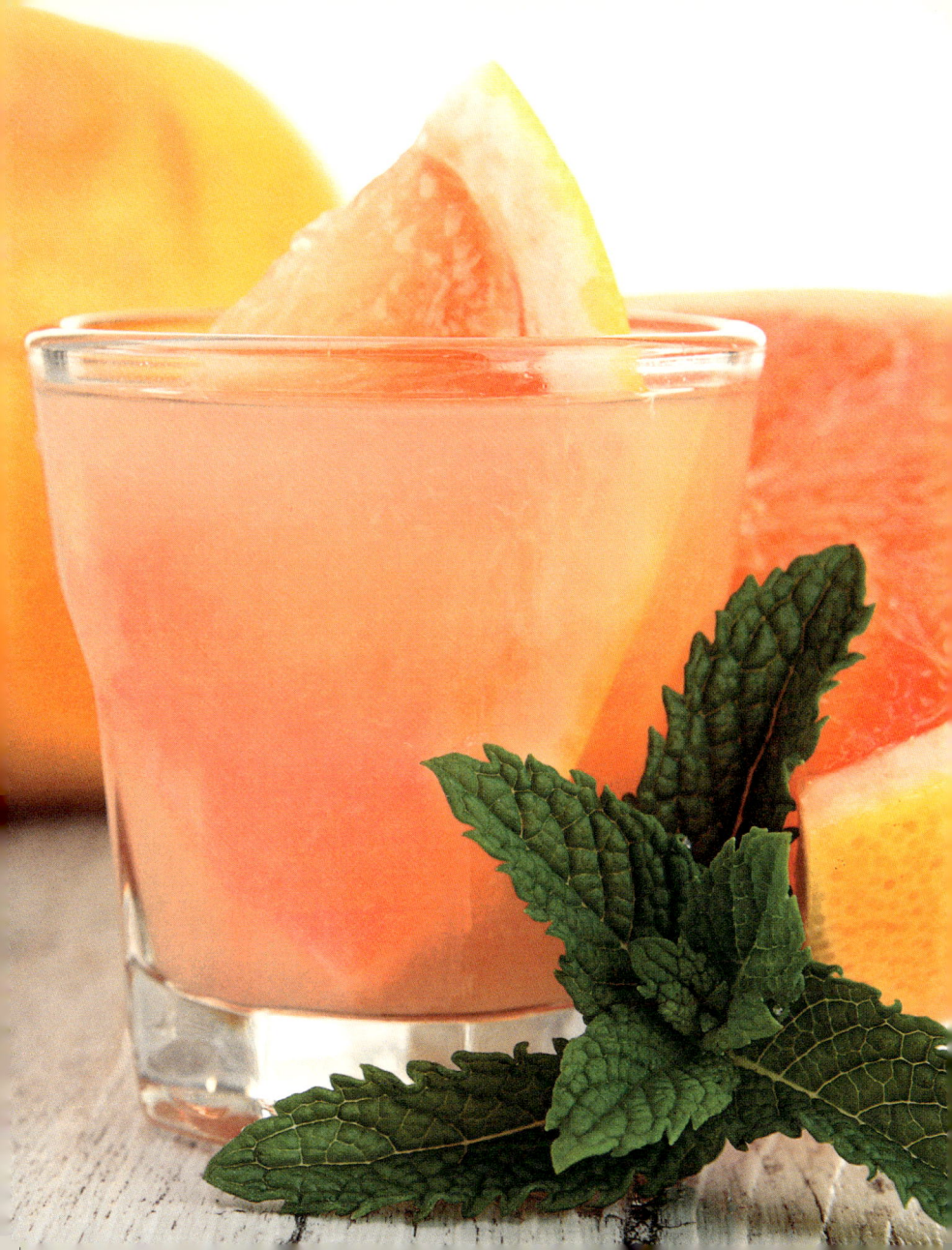

ten Limette und der Zitronatzitrone entstanden. Über Persien gelangte die Limette auf den Handelswegen zum Mittelmeer und von dort mit den Spaniern nach Brasilien, Australien, Tahiti und Mexiko.

Alternativ zur Zitrone wurde sie in der britischen Seefahrt auch vorbeugend gegen Skorbut eingesetzt. Ihr Vitamin-C-Gehalt liegt mit 43,5 mg pro 100 g nur wenig niedriger als der von Zitronen (53 mg pro 100 g). Die Bezeichnung *lime juicers* für englische Matrosen lässt sich auf die Limette zurückführen, ebenso die abschätzige Bezeichnung *limey* für einen Engländer.

Wissenswertes und Kurioses

Versuche, Süßlimetten im Handel einzuführen, sind gescheitert, ihr sanftsaurer Geschmack konnte sich nicht durchsetzen. Dagegen ist die Limette in Südostasien Bestandteil des täglichen Speiseplans. In Malaysia z. B. wird sie in Salzlake und in Essig konserviert. In Öl gebraten und mit Zucker bestreut gilt sie als Appetitanreger.

Studien deuten darauf hin, dass die Inhaltsstoffe der Limette vor Cholera schützen können. Aktuell gibt es aber noch keine Beweise dafür.

Die Limette ist eine sogenannte Indexpflanze für den Citrus Tristeza Closterovirus (CTV), d. h. sie zeigt als erstes Gewächs einer Plantage einen Virusbefall an.

Die Mandarine

Die Geschichte der Mandarine

Die Mandarine gehört zu den ältesten bekannten Zitrusfrüchten. Im alten China, wo sie bereits im 12. Jahrhundert vor Christus erwähnt wurde, war sie nur dem Kaiser und seinen höchsten Beamten, den Mandarinen, vorbehalten. Im 1. Jahrhundert nach Christus wurde sie im südlichen Japan kultiviert. Ca. 200 nach Christus gelangte die Mandarine nach Nordafrika, von dort aus kam sie mit den Mauren um 700 nach Europa. Im Jahr 1805 brachte der britische Blumenzüchter Sir Abraham Hume (1749–1838) die ersten Mandarinen aus China mit nach England.

Erst seit dem 19. Jahrhundert werden Mandarinen im Mittelmeerraum angebaut. Um 1850 entstanden die ersten Mandarinenplantagen in der Nähe von Genua, Nizza und Parma.

Wissenswertes und Kurioses

Es gibt einen Edelstein namens Mandarin-Granat, der in der Esoterik der Merkursphäre zugeordnet wird. Sie repräsentiert Intellekt, Verstand und Wissen. Ihre Farbschwingung ist orange.

Bis heute ist nicht eindeutig nachzuweisen, woher der Name Mandarine stammt. Es gibt aber verschiedene Theorien: Die Mandarine ist nach den chinesischen Mandarinen benannt, Zivilbeamten der chinesischen Staatsverwaltung während der Ming- (1386–1644) und der Qing-Dynastie (1644–1911). Entweder weil den Beamten als traditionelles Geschenk Mandarinen überreicht wurden, die im alten China kostbar und teuer waren. Oder wegen ihrer Farbähnlichkeit mit der gelben Amtskleidung der Beamten. Oder weil die Mandarinenfrucht inklusive Stiel und Blüte eine gewisse Ähnlichkeit mit dem Sommerhut eines Mandarins hat. Oder aber die Mandarine ist nach der Insel Mauritius benannt, die in der Sprache der Einheimischen *Mandara* heißt.

Die Orange

Die Geschichte der Orange

Die Orange, entstanden aus einer Kreuzung von Mandarine und Pampelmuse, kommt ursprünglich aus Südchina, wo sie bereits seit 4000 Jahren kultiviert wird. Zu den ersten historisch belegten Anbaugebieten gehörten die südchinesischen und nordindischen Regionen am Fuß des Himalaja-Gebirges.

Überlieferungen zufolge soll es Orangen auch schon in den Hängenden Gärten der Semiramis in Babylon, einem der sieben Weltwunder der Antike, gegeben haben. Die ersten Orangenhaine wurden von den chinesischen Kaisern der Tang-Dynastie (618–907) angebaut.

Vermutlich durch die Ausbreitung des Islams gelangte die Orange nach Afrika. Die Araber z. B. verwendeten sie auf ihren langen Reisen als Nahrungsmittel. Im 15. Jahrhundert brachten Händler die Orange auf die Iberische Halbinsel. Von dort aus verbreitete sie sich zunächst rings um das Mittelmeer. Auf der Westindischen Insel Hispaniola (heute: Dominikanische Republik und Haiti) wurden die ersten Orangenpflanzungen der Neuen Welt angelegt. Indianische Ureinwohner und spanische Entdecker verbreiteten die Frucht im Südosten der Vereinigten Staaten, später bis zur nordamerikanischen Westküste und bis nach Südamerika.

Im 19. Jahrhundert war Florida (Orange County) mit über 70 % des Anbaus in den USA der größte Orangenproduzent in Amerika. Heute sind die USA, Mexiko und Brasilien die größten Produzenten. Die Gesamtmenge an angebauten Orangen liegt bei weltweit ca. 60 Millionen Tonnen jährlich.

Wissenswertes und Kurioses

Mitte des 16. Jahrhunderts nutzten die Oranier die zufällige Namensgleichheit ihres südfranzösischen Stammsitzes Orange mit der Frucht und übernahmen die Orange als Emblem für ihr Wappen.

Auf Bildern, die zu Ehren der Geburt eines männlichen Thronfolgers gemalt wurden, streckte Fama, die römische Gottheit des Ruhms, einen Zweig mit leuchtenden Orangen in den Himmel, die das Goldene Zeitalter verheißen sollten. Bis heute steht die Farbe Orange für das niederländische Königshaus, obwohl aus der ursprünglich orange-weiß-blauen Fahne, genannt *Prinsenvlag,* inzwischen eine rot-weiß-blaue Staatsflagge geworden ist.

Dichter sahen in der Orange einen Abglanz des Paradieses. Der Glaube an die göttliche Herkunft des Orangenbaums hat sich in zahlreichen Geschichten niedergeschlagen: *»Es scheint, als hätte der Himmel feines Gold vergossen und die Erde daraus Kugeln geformt«,* beschrieb ein arabischer Dichter die Orangen. Weiter heißt es: »*Glückseligkeit herrscht, wo immer Orangen gepflückt werden können.*«

Der deutsche Historienmaler und Schriftsteller August Kopisch (1799–1853) soll über den Orangenbaum geschrieben haben: »*Gleich diesen Bäumen trag das ganze Reich, gepflegt vom König, Blüth und Frucht zugleich!*«

Der Apfel vom Baum der Erkenntnis im Paradies, ursprünglich als Granatapfel dargestellt, wurde seit dem 14. Jahrhundert auch als »schöne Frucht in der Farbe von Orangen und Zitronen« gemalt. Gemalte goldene Äpfel interpretierten die Menschen sehr häufig als Zitrusfrüchte, vor allem als Orangen.

Im Barockzeitalter (1600–1720) wurden in europäischen Schlössern Bitterorangen (Pomeranzen) zur Zierde in großen Kübeln gezüchtet. Um die Bäumchen zu schützen (schon eine Nacht mit Minustemperaturen konnte sie eingehen lassen), baute man die ersten Orangerien (Gewächshäuser). Dabei wurden weder Aufwand noch Kosten gescheut, um die empfindlichen Pflanzen vor dem Erfrieren zu bewahren: Aus den zunächst einfachen Konstruktionen, die nur für den Winter auf- und im Sommer wieder abgebaut wurden, entwickelten sich nach dem Vorbild von Versailles prachtvolle Festräume für repräsentative Funktionen.

Die Pampelmuse

Die Geschichte der Pampelmuse

Die Pampelmuse ist vermutlich aus Malaysia und Thailand nach China gekommen und dann über Handelswege nach Barbados und schließlich in die USA gelangt.

Wissenswertes und Kurioses

In Thailand isst man Pampelmusenstücke, die in eine Mischung aus Salz und Chili gestippt wurden.
Es gibt verschiedene Theorien, woher der Name Pampelmuse kommt: von dem italienischen Wort *pomposo* (pompös), abgeleitet von der Stadt Pompeji, von dem niederländischen Wort *pompelmoes* (große Zitrone) oder von dem tamilischen Wort *pampalimasu* (große Zitrone).

Die Pomelo

Die Geschichte der Pomelo

Vermutlich im Jahr 1970 entstand die Pomelo in Israel aus einer Rückkreuzung zwischen der Pampelmuse und der Grapefruit. In Deutschland ist sie seit Beginn der 70er-Jahre erhältlich. Unter dem Namen *Honigpomelo* werden Früchte aus China und Südostasien angeboten.

Wissenswertes und Kurioses

In China werden Schale und Blätter der Pomelo gekocht für zeremonielle Bäder verwendet. Sie sollen von allem Bösen reinigen. Aus der kandierten Schale der Pomelo wird Konfekt hergestellt.

Pomelos in Thailand sind eher rundlich, schmecken etwas süßer, nur leicht bitter, haben eine dicke blassgrüne Schale und rosa Fruchtfleisch.

In England heißt die Pomelo auch *shaddock*. Der Legende nach hieß so der Kapitän, der die Frucht von Polynesien auf die Westindischen Inseln brachte. Unter dem Namen *pomelo* bekommen Sie in England eine Pampelmuse, in Frankreich eine Grapefruit, in Spanien beides.

Die Schale der Pomelo bleibt unversehrt, auch wenn man sie aus großer Höhe fallen lässt. Dieses Merkmal ist interessant für die Hersteller von Motorradschutzhelmen und aktuell Gegenstand von diesbezüglichen Untersuchungen.

Die Zitrone

Die Geschichte der Zitrone

Ursprünglich kommt die Zitrone aus dem Nordosten Indiens. Schon vor Beginn unserer Zeitrechnung war sie im chinesischen Kaiserreich bekannt. Von dort gelangte sie auf den Handelswegen nach Arabien und Persien.

Alexander der Große und sein Heer entdeckten zwischen 334 und 324 v. Chr. die Zedratzitrone (Zitronatzitrone) im Mittelmeerraum – so wird es in

3 Ihre erste Heilanwendung erlebte die Zitrone
als Mittel gegen Skorbut bei Seeleuten.

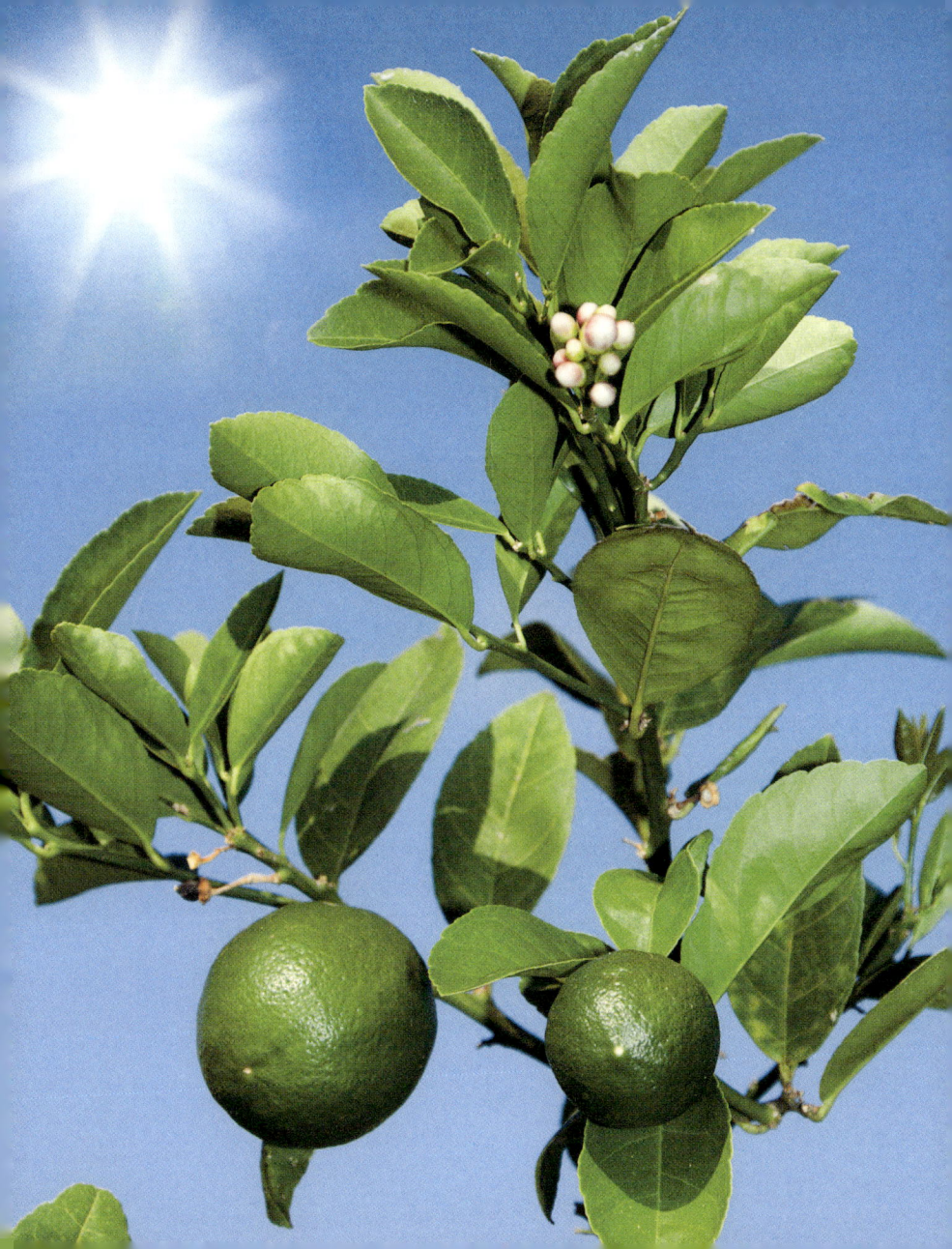

den *Botanischen Forschungen des Alexanderzuges* von Hugo Bretze aus dem Jahr 1903 berichtet. Seit etwa 1000 n. Chr. kann die Zitrone in China und im Mittelmeerraum sicher nachgewiesen werden. Zwischen dem 10. und 13. Jahrhundert verbreitete sie sich im gesamten Mittelmeerraum und von da aus auf den Seehandelswegen in alle Welt. Im 15. Jahrhundert brachten Kreuzfahrer die Zitrone aus Palästina mit in die Länder nördlich des Mittelmeeres.

Der britische Seefahrer und Entdecker James Cook (1728–1779) erregte Aufsehen, als er auf seinem Schiff *Endeavour* in den Jahren 1768–1771 Zitrusfrüchte auf den täglichen Speiseplan setzte, um den gefürchteten Skorbut bei seiner Mannschaft zu verhindern. Bereits 1754 konnte der englische Schiffsarzt James Lind (1716–1794) in einer Studie nachweisen, dass Zitrusfrüchte gegen Skorbut halfen. Er vermutete, dass die in den Zitrusfrüchten enthaltene Säure den Symptomen vorbeugen bzw. sie abklingen lassen konnte, und empfahl Zitronensaft als Mittel sowohl zur Vorbeugung als auch zur Behandlung von Skorbut.

Wissenswertes und Kurioses

Die Zitrone ist Gegenstand zahlreicher literarischer Werke, z. B. *Kennst du das Land, wo die Zitronen blüh'n?* (Johann Wolfgang von Goethe (1749–1832): Wilhelm Meisters Lehrjahre, Buch III, Kapitel 1).
Auch der deutsche Komiker Heinz Erhardt (1909–1979) hat sich der Zitrone angenommen:
Warum die Zitronen sauer wurden
Ich muss das wirklich mal betonen: Ganz früher waren die Zitronen

(ich weiß nur nicht genau mehr, wann dies gewesen ist) so süß wie Kandis.
Bis sie einst sprachen: »Wir Zitronen, wir wollen groß sein wie Melonen,
auch finden wir das Gelb abscheulich, wir wollen rot sein oder bläulich!«
Gott hörte oben die Beschwerden und sagte: »Daraus kann nichts werden!
Ihr müsst so bleiben! Ich bedauer!« Da wurden die Zitronen sauer.

Im alten Brauchtum symbolisierte die Zitrone Reinigung, Auferstehung, ein langes Leben, Freundschaft und Liebe.

Von großer Bedeutung war sie bei Todesfällen: So trugen Pfarrer und Trauergäste bei einer Beerdigung Zitronen bei sich. Die genauen Hintergründe dafür sind unbekannt, man vermutet, dass sie dem Schutz vor Krankheiten, vor Geistern und dem Überdecken des Leichengeruchs dienen sollten.

Aber auch bei Hochzeiten spielte die Zitrone eine wichtige Rolle. So legte z. B. in der Niederlausitz die Braut, in Magdeburg die Brautjungfer zwei Zitronen für den Pfarrer auf den Altar.

Darüber hinaus sollte die Zitrone bei Krankheit helfen: In Thüringen strich man mit einer ganzen Zitronenschale über den Körper des Kranken und legte diese dann auf den Weg. Wer sie mitnahm, so der Glaube, bekam die Krankheit.

In der Magie wurde die Zitrone zur Reinigung von magischen Gegenständen und für reinigende Bäder vor der Durchführung von Ritualen genutzt. Die Schale einer Zitrone, zu einem kleinen Herzen geschnitten, sollte helfen, den richtigen Partner zu finden. Ein Stück Zitrone neben dem Sessel eines Freundes, so glaubte man, half die Freundschaft erhalten.

Steckbriefe der einzelnen Zitrusfrüchte

Auf den folgenden Seiten finden Sie botanische Informationen zu den in diesem Buch beschriebenen Zitrusfrüchten. Sie gehören zur Familie der Rautengewächse (Rutaceae), zur Ordnung der Seifenbaumartigen (Sapindales) und zur Gattung *Citrus*. Die Bezeichnung Citrus ist abgeleitet von den griechischen Wörtern *kitron* (Zitrone) und *kitrea* (Zitronenbaum).

Allen Zitrusfrüchten gemeinsam sind die dunkelgrün glänzenden, ledrigen, oval geformten Blätter. Bei fast allen sind Triebe und Zweige mit Dornen bewachsen. Die meist weißen, intensiv duftenden, 2–3 cm großen Blüten, die je nach Art einzeln oder in kleinen Büscheln bis zu fünf Exemplaren stehen, tragen fünf Kronblätter mit abgerundeten Enden und aus der Blüte herausragenden Staubgefäßen. Zitrusgewächse blühen im späten Frühjahr oder im Sommer, je nach Kultivierungsart aber auch zu anderen Jahreszeiten. Die Früchte sind im frühen Stadium grün und färben sich dann je nach Art gelb, gelblich grün oder orangerot. Der Reifeprozess vollzieht sich über etwa drei Monate. Die reifen Früchte bleiben einige Monate an den Zweigen hängen. Es können sich gleichzeitig Blüten und auch Früchte in verschiedenen Entwicklungsstadien an einem Busch oder Baum befinden.

Die Früchte von Zitrusgewächsen stellen eine Sonderform der Beeren dar. Sie gliedern sich in Segmente, Spalten oder Schnitze, die durch den inneren Teil der Fruchtwand (das Endokarp) als dünne Haut voneinander getrennt sind. Bei der Reife wird der weiße mittlere Bereich der Fruchtwand (das Mesokarp) schwammig und zerfällt, sodass er zusammen mit der äußeren gelben Fruchtwandschicht (Exokarp) leicht abzuschälen ist.

Bei genauem Hinsehen erkennt man an allen Blütenorganen Öldrüsen, die den starken Blütenduft verursachen. Blätter und Früchte haben ebenfalls Öldrüsen – ein Kennzeichen der Gattung sowie der ganzen Familie der Rautengewächse (Rutacea).

Reine und gekreuzte Zitrusfrucht-Arten

Seit ca. 2000 Jahren kommen Zitrusfrüchte nicht mehr wild vor, sondern werden kultiviert. Alle *Citrus*-Arten und -Hybriden lassen sich untereinander kreuzen, daher gibt es inzwischen mehr als 60 verschiedene Zitrusarten.

Zu den bekanntesten Kreuzungen gehören:

- Bitterorange, süße Orange: entstanden aus Mandarine und Pampelmuse
- Grapefruit, Pomelo: entstanden aus der Rückkreuzung Mandarine mit Orange
- Clementinen: entstanden aus der Rückkreuzung Mandarine mit Orange
- Zitrone, Bergamotte: entstanden aus Zitronatzitrone und Bitterorange

Die drei reinen, nicht durch Kreuzung entstandenen Zitrusfrüchte sind die Mandarine, die Pampelmuse und die Zitronatzitrone.

Die Ernte erfolgt überwiegend von Hand, da die Früchte sehr fest am Trieb haften. Maschinelles Schütteln würde die Bäume erheblich schädigen. Die geernteten Früchte werden gewaschen, getrocknet, mit Wachs und Konservierungsmitteln besprüht und dann auf Kühlschiffe verladen.

Orangen und Zitronen bekommen ihre leuchtende Farbe übrigens durch tiefe Nachttemperaturen, bei denen das Chlorophyll in der Schale freigesetzt wird. Wo das nicht möglich ist, bleiben auch voll ausgereifte Früchte grün. Der Reifeprozess muss dann in sogenannten Ethylenkammern manipuliert werden.

Die Grapefruit

Botanische Informationen

Botanischer Name: *Citrus aurantium,* auch: *Citrus paradisi*
Die Grapefruit (Frucht des Grapefruitbaumes) ist entstanden aus einer Kreuzung zwischen Orange und Pampelmuse. Man unterscheidet zwei Hauptgruppen: die weiße Grapefruit mit gelbem Fruchtfleisch und die rote oder pinkfarbene Grapefruit mit roséfarbigem Fruchtfleisch.

Der Name Grapefruit (Traubenfrucht) ist abgeleitet von den Blüten des Grapefruitbaums, die wie Trauben aussehen.

Die ersten Früchte entwickeln sich erst nach ca. 4–7 Jahren. Jeder Baum trägt durchschnittlich 500–700 Grapefruits, das sind 300 kg Früchte pro Saison.

Verwendung der Grapefruit

Grapefruits sind vielseitig einsetzbar: Sie werden frisch verkauft, für die Gewinnung von Säften und Konzentraten genutzt (besonders in den USA ist Grapefruitsaft sehr beliebt) sowie in der Aromatherapie und in der Parfümherstellung eingesetzt. Die Schale der Grapefruit gilt als wichtigster Lieferant des Quellstoffs und Geliermittels Pektin. Dafür werden zerkleinerte Grapefruitschalen mit Wasser gewaschen, dabei löst sich das Pektin. Grapefruitextrakt wird außerdem als Bestandteil von Anti-Cellulite-Cremes verwendet.

Tipps zu Einkauf, Lagerung und Verzehr

Genau wie Orangen werden Grapefruits am Baum nicht »schlecht«, deshalb wird manchmal die »Lagerung am Baum« auf bis zu drei Monate ausgedehnt. In Deutschland gibt es die Grapefruit ganzjährig zu kaufen. Von Oktober bis April kommen die Früchte aus den Ländern der nördlichen, in den übrigen Monaten aus den Ländern der südlichen Erdhalbkugel.

Weißfleischige Früchte stammen aus Europa und sind etwas herber. Roséfarbene Sorten schmecken mild, rotfleischige Grapefruits haben einen lieblichen Geschmack. Wenn Sie gern Grapefruit zum Frühstück essen, empfiehlt sich die roséfarbene *Ruby Red.*

Kaufen Sie nur Früchte, deren Schale prall und fest ist. Bei aufgeblähten und rauen Früchten ist das Fruchtfleisch trocken. Kleine Flecken und Unregelmäßigkeiten auf der Schale bedeuten keine mindere Qualität. Je dunkler das Fruchtfleisch, desto süßer schmeckt übrigens die Grapefruit.

Bei 8–15 °C können Sie die Grapefruit 2–3 Monate lagern. Ein Nachreifen findet bei gepflückten Grapefruits nicht statt. Während der Lagerzeit wird die Grapefruit aromatischer und milder. Auch die Schale lässt sich dann besser ablösen.

Die Grapefruit schmeckt am besten roh und gekühlt: Halbieren Sie dazu eine gekühlte Grapefruit, geben Sie etwas Honig darauf und löffeln Sie das Fruchtfleisch. Bestreuen Sie Ihre Grapefruit möglichst nicht mit Zucker! Das mindert die gesundheitsförderliche Wirkung. In tropischen Ländern isst man das Fruchtfleisch übrigens mit Salz bestreut.

Außerdem gibt es noch folgende Varianten, die Grapefruit zu essen:

- Schälen Sie die Grapefruit wie eine Orange und teilen Sie sie in Stücke.
- Ritzen Sie die Haut mit einem scharfen Messer ein, schälen Sie die Grapefruit und essen Sie das Fruchtfleisch mit Honig.
- Löffeln Sie mit einem speziellen Grapefruitlöffel (gezackt) die halbierte Grapefruit aus.

Es gibt auch spezielle Grapefruitmesser. Durch die spezielle Form lässt sich das Fruchtfleisch auslösen, ohne dass es am Messer hängen bleibt.

Achtung: Nach dem Schälen die Hände gründlich waschen! Die Schalen sind mit Wachs und Konservierungsmitteln behandelt.

Wenn die Schale sich nur schwer löst, legen Sie die Grapefruit kurz in heißes Wasser.

Wenn Sie den Saft der Grapefruit verwenden wollen, legen Sie die Frucht auf den Tisch und rollen Sie sie mit der flachen Hand bei leichtem Druck. So lässt sie sich leichter pressen. Das Gleiche gilt übrigens für Orangen und Zitronen.

Die Limette

Botanische Informationen

Botanische Namen: Echte Limette: *Citrus aurantifolia*

Gewöhnliche Limette: *Citrus latifolia*

Der Name Limette bedeutet »kleine Zitrone«. Der Zusatz *aurantifolius* heißt übersetzt »goldenblättrig«.

Die Limette wird als »Zitrone der Tropen« bezeichnet. Im deutschsprachigen Bereich nennt man sie auch Limone. Außerdem finden sich die Bezeichnungen grüne Zitrone und Lumie.

Bei der Limette handelt es sich um ein Trihybrid, eine Kreuzung aus Zitronatzitrone, Pampelmuse und Microcitrus (eine nur für Kreuzungszwecke verwendete nahe Verwandte der Zitrusfrüchte). Sie ähnelt der Zitrone, ist ebenfalls sehr sauer, aber kleiner und von grüner Farbe.

Die Limette ist eine reine Tropenfrucht. Man unterscheidet die folgenden Sorten: Echte Limette, auch bekannt als saure, mexikanische oder Key-Limette, und die Gewöhnliche Limette, auch bekannt als persische oder Tahiti-Limette. Beide Arten gehören zur Gattung der Zitruspflanzen und zur Familie der Rautengewächse.

Die Echte Limette ist kleiner als die Gewöhnliche Limette, besonders saftig und aromatisch. Sie enthält relativ viele Kerne, ihre Schale ist gelblich grün bis gelb und ihr Fruchtfleisch gelb.

Die intensiv grünen Tahiti-Limetten sind nahezu kernlos und etwas kleiner als die Echte Limette. Sie werden noch unreif gepflückt. Ihr Fruchtfleisch ist blassgrün.

Limetten sind die temperaturempfindlichsten Zitrusfrüchte. Sie werden in allen heißen, semitropischen, subtropischen oder tropischen Gebieten der Welt angebaut. Natürliche Limettenvorkommen, also verwilderte Formen der Limette, gibt es z. B. auf den Koralleninseln vor der Südspitze Floridas, den Florida Keys (daher der Name Key Lime für die Limette).

Verwendung der Limette

Bekannt ist die Limette durch ihre Verwendung im Caipirinha, aber auch Mojito und Cuba libre werden mit Limetten zubereitet. Im Barfachhandel sind sogenannte Limettenteiler erhältlich. Die Frucht wird damit in einzelne Segmente zerteilt.

Die Key-Lime-Limette wird von der kommerziellen Limettenindustrie als frische Frucht für Getränke (Eistee, Mixgetränke) und zum Aromatisieren von Süßspeisen und Meeresfrüchten verwendet. Auch Sprudelgetränke oder Saft in Flaschen werden aus Limetten hergestellt.

Als Nebenprodukt bei der Verarbeitung der Schalen fällt Limettenöl an, das z. B. in der Kosmetik oder als Aromastoff Verwendung findet.

Tipps zu Einkauf, Lagerung und Verzehr

In Deutschland erhalten Sie vor allem die Gewöhnliche Limette im Handel. Übrigens: Obwohl Limetten deutlich kleiner sind als Zitronen, ist ihr Saftgehalt ungefähr doppelt so hoch.

Kaufen Sie nur Früchte mit hellgrüner, glänzender Schale. Die dunkelgrünen schmecken unangenehm sauer, die gelblichen sind überreif. Bei Zim-

4 Limetten sind eine Kreuzung aus drei Zitrusfrüchten:
Zitronatzitrone, Pampelmuse und Microcitrus.

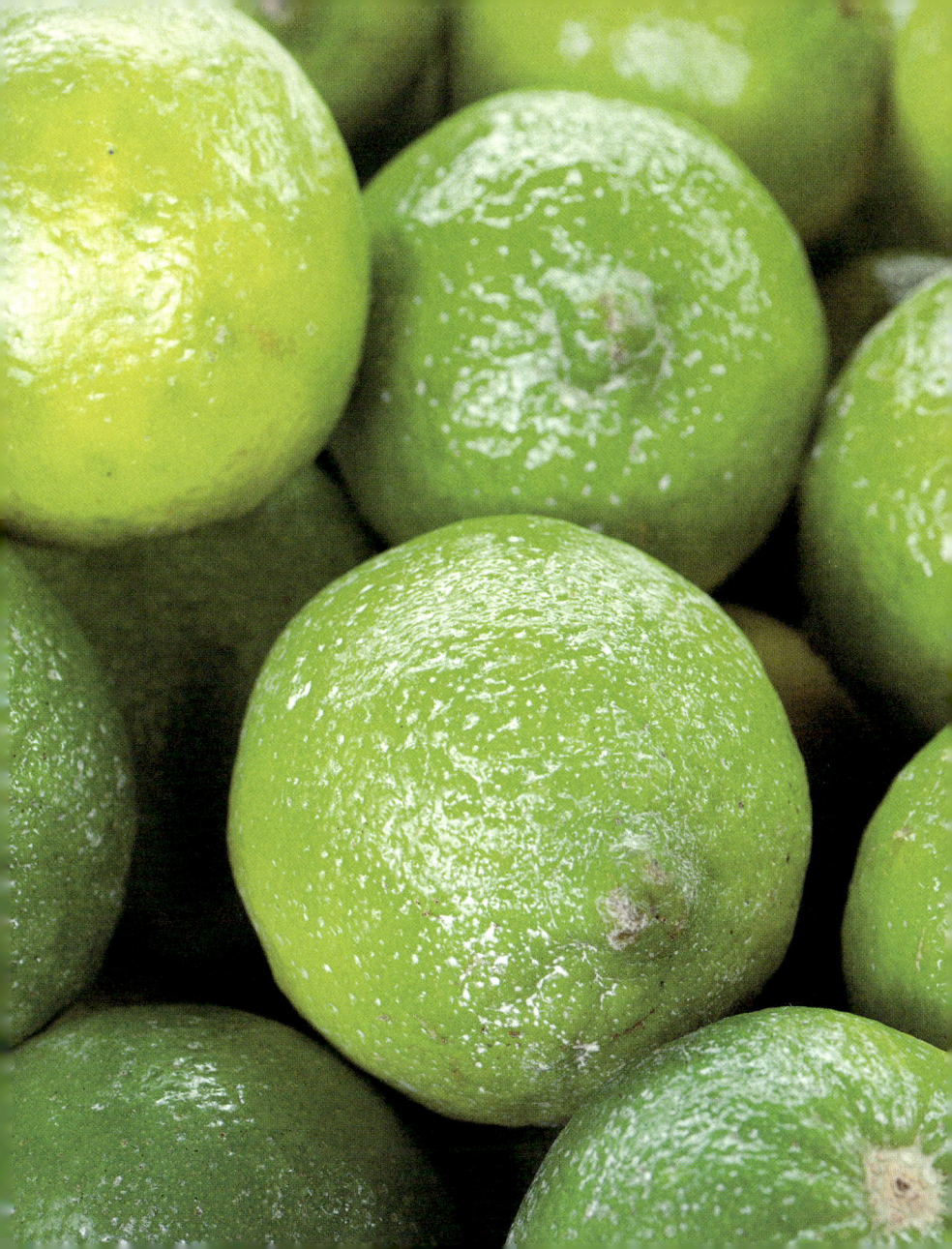

mertemperatur halten sich Limetten bis zu drei Tage, im Kühlschrank bis zu fünf Tage, in kühlen Räumen (bis 10 °C) auch zwei bis drei Wochen. Danach trocknen die Früchte ein und die Schale wird hart und runzlig.

Die Schale ist meist unbehandelt. Sie können sie zum Aromatisieren von Gebäck und Süßspeisen verwenden. Außerdem verleiht sie Fruchtsalaten, Joghurtdrinks, Reisgerichten und Fischsoßen einen besonderen Geschmack. Hierfür wird die Limette gründlich abgewaschen, dann gibt man etwas geriebene Schale an die Gerichte.

Zur Saftgewinnung können Sie die Limette auch quer halbieren, als ob Sie sie auf einer Zitruspresse ausdrücken wollten. Dann werden die beiden Schnitte senkrecht zueinander ausgeführt, die Frucht aber nicht ganz durchgeschnitten. Die vier Achtelstücke müssen noch zusammenhängen. Diese halbe Limette mit der Schnittfläche nach unten ins Glas halten und zusammendrücken, sodass der Saft austritt. Einfacher ist es allerdings, wenn Sie einen professionellen Stößel verwenden, ca. 25 cm lang, aus Holz und mit Rippen auf der Stoßfläche.

In den Golfstaaten kocht man reife Limetten in Salzwasser und lässt sie anschließend an der Sonne trocknen. Die getrockneten Früchte (Loomi) werden leicht zerdrückt und in Eintöpfen und Reisgerichten mitgegart.

Die Mandarine

Botanische Informationen

Botanischer Name: *Citrus reticulata*
Als variabelste und größte Gruppe der Zitruspflanzen gibt es von den Mandarinen so viele Sorten und Arten, dass eine systematische Zuordnung schwierig ist.

Die ursprüngliche Mandarine besitzt eine Schale, die sehr locker auf dem Fruchtfleisch aufliegt, und sehr viele Kerne. Bei den im Laden erhältlichen Früchten handelt es sich überwiegend um die kernlosen bzw. kernarmen und besonders süßen *Clementinen*. Sie enthalten weniger Säure und haben eine dickere Schale als Mandarinen. Außerdem kann man sie bis zu zwei Monate lagern.

Satsumas sind süße, fast kernlose, ein wenig saure Zitrusfrüchte. Es handelt sich hierbei nicht um Mandarinen, auch wenn sie in den Geschäften oft als »kernlose Mandarinen« bezeichnet werden. *Tangerinen* sind sehr klein und süß, ihre Schale und ihr Fruchtfleisch intensiv orange. Sie sind das Ergebnis einer Rückkreuzung von Mandarine und Pomeranze. Benannt sind sie nach der marokkanischen Stadt Tanger, von der aus die ersten Tangerinen im Jahr 1841 nach Europa verschifft wurden.

Verwendung der Mandarine

In Deutschland sind die Mandarinen das typische Obst der Advents- und Weihnachtszeit.

35

Die Traditionelle Chinesische Medizin verwendet schon seit Hunderten von Jahren Mandarinenschale zur Behandlung von allergischen Erkrankungen, Durchfall, Übelkeit und Verdauungsbeschwerden.

Tipps zu Einkauf, Lagerung und Verzehr

Die Früchte sind bereits ab Oktober im Handel, das volle Aroma besitzen aber erst die ab Anfang Dezember erhältlichen Sorten. Kaufen Sie nur Exemplare mit unversehrter Schale und keine Mandarinen mit grünen Flecken – die Früchte reifen nicht nach.

Mandarinen halten sich bei Zimmertemperatur höchstens drei Tage, dann trocknen sie aus und verlieren deutlich an Aroma. Bei Lagerung im Gemüsefach des Kühlschranks (6–8 °C) bleiben sie bis zu sechs Wochen frisch.

Achtung: Mandarinen sollten getrennt von anderem Obst gelagert und regelmäßig auf Schimmelbefall untersucht werden.

Die sogenannte Losschaligkeit ist ein charakteristisches Merkmal von Mandarinen: Bei zu langer Lagerung entsteht zwischen der Schale und dem Fruchtfleisch ein Hohlraum, der der Mandarine eine kantige Form verleiht und den man mit der Hand fühlen kann.

Orange

Botanische Informationen

Botanischer Name: *Citrus sinensis*
Der botanische Name der Orange weist auf ihre Heimat China hin. Der Name Apfelsine (so wird die Orange nördlich des Mains genannt) geht auf das niederländische Wort *appelsien* – »Apfel aus China« – zurück.
Die Orangen werden unterteilt in Bitterorangen (Pomeranzen) auf der einen und vier Süßorangen-Arten auf der anderen Seite. Letztere sind die:

- Blond- oder Rundorangen (auch Saftorangen)
  Anbau: USA, Südafrika, Mittelmeerraum
  Bekannte Sorten: *Jaffa, Valencia*
  Sie haben helles, sehr saftreiches Fruchtfleisch und keine oder kaum Kerne. Rundorangen eignen sich besonders gut zum Auspressen.
- Navelorangen
  Anbau: Brasilien
  Bekannte Sorten: *Navelate, Navelina*
  Die Früchte sind ziemlich groß, mit einer mehr oder weniger gut entwickelten Sekundärfrucht an der Spitze, die sich aus einem zweiten Fruchtblattkreis entwickelt. Navelorangen lassen sich gut schälen und zerteilen und haben keine Kerne.
- Blutorangen
  Anbau: vor allem in Sizilien
  Bekannte Sorten: *Sanguine, Double fine*

Sie besitzen intensiv rot gefärbtes Fruchtfleisch und sind etwas bitterer als orangefarbene Früchte.

- Säurefreien Orangen
  Anbau: Indien
  Bekannte Sorten: *Lima, Orange of heaven*
  Die Früchte schmecken eher fad und kommen bei uns nicht in den Handel.

Der Orangenbaum blüht in Europa von Februar bis Juni, in China im April und Mai. Es dauert sieben bis acht Monate, bis eine Orange reif ist. Für den Reifeprozess benötigt sie viel Sonne und nächtliche Temperaturen von unter 17 °C. Da Orangen am Baum nicht »schlecht« werden, wird manchmal die »Lagerung am Baum« ausgedehnt. So kommt es vor, dass ein Orangenbaum sowohl reife Früchte als auch neue Blüten trägt.

Verwendung der Orange

Orangen werden als Frucht verkauft oder zu Saft gepresst. Bereits zu Beginn der 1990er-Jahre betrug der Jahresumsatz einer einzigen Orangensaftmarke ca. 100 Millionen Flaschen.

Ätherisches Orangenöl wird in der Kosmetikindustrie verwendet, in Duftmischungen und in Putzmitteln.

Aus den Schalen von Bitterorangen wird Orangeat hergestellt.

Tipps zu Einkauf, Lagerung und Verzehr

In den Monaten November bis April kommen Orangen aus dem Mittelmeerraum zu uns, in den übrigen Monaten stammen sie überwiegend aus Südafrika und Brasilien. Man unterscheidet drei Reifekategorien:

- Frühreif
  Marktreife: November bis Dezember
  Sorten: *Hamlin, Navel (Bahia-Orange), Newhall*
- Mittelspät
  Marktreife: Dezember bis März
  Sorten: Blutorangen, *Pineapple, Queen, Salustiano*
- Spät
  Marktreife: März
  Sorten: *Jaffa, Valencia*

Am leichtesten schälen lässt sich die Sorte *Navel.* Für frisch gepressten Saft eignen sich am besten die Sorten *Jaffa* und *Valencia,* da sie beim Auspressen keine Bitterstoffe freisetzen.

Kaufen Sie nur feste Früchte mit unversehrter Schale, am besten in Kisten verpackt. Dekorativ auf einen Haufen geschüttet, wie auf dem Markt oder im Supermarkt, sehen sie zwar schön aus (genau wie im Obstkorb mit anderen Früchten zusammen), verderben aber viel schneller.
Achten Sie beim Kauf unbedingt auf Bioqualität. Konventionell angebaute Orangen dürfen mit Biphenyl (E 230), Thibendazol (E 233) und Orthophe-

nylphenol (E 231) behandelt werden – Stoffe, die im Verdacht stehen, krebserregend zu sein.

Orangen brauchen ausreichend Luftfeuchtigkeit, ideal sind ca. 80 %. Da die optimale Luftfeuchtigkeit in einer Wohnung zwischen 40 % und 65 % liegt, ist es nicht ratsam, Orangen offen im Zimmer zu lagern. Besser ist es, sie in den Kühlschrank zu legen. Die niedrigen Temperaturen schonen die Vitamine und die anderen Inhaltsstoffe. Außerdem werden alle chemischen Prozesse, die zu Schimmelbildung und Fäulnis führen, verlangsamt.

Eine andere Möglichkeit ist es, Orangen an einem kühlen Ort oder in einem Schuppen zu lagern (Achtung: Orangen vertragen keinen Frost!), mit ausreichend Abstand zwischen den einzelnen Früchten, da sie sehr druckempfindlich sind und Druckstellen schnell zu schimmeln beginnen. Verbrauchen Sie weichere Früchte immer zuerst.

So gelagert halten Orangen sich bis zu zwei Wochen. Dennoch sollten Sie die Früchte möglichst bald nach dem Kauf essen, denn ihr Vitamin-C-Gehalt nimmt täglich ab.

Sie können die Orange wie einen Apfel schälen, sodass Sie zum Schluss die gesamte Schale spiralförmig abgetrennt haben. Bei dieser Methode bleibt das Fruchtfleisch unversehrt. Oder Sie schneiden oben und unten waagrecht ein Stück Schale ab, schneiden dann ringsherum von oben nach unten Streifen und schälen so die Orange ab.

Die Pampelmuse

Botanische Informationen

Botanischer Name: *Citrus maxima*

Der botanische Name weist schon darauf hin: Die Pampelmuse ist die größte aller Zitrusfrüchte. Andere Bezeichnungen für die Frucht sind Adamsapfel oder Riesenorange.

Die Pampelmuse kommt ursprünglich aus dem malaiischen Raum und Südchina und ist heute in allen tropischen Gebieten verbreitet. Angebaut wird sie neben den USA, Brasilien und Israel auch in China, Indonesien, Japan und Taiwan.

Die Schale der Pampelmuse, grüngelb bis orangegelb gefärbt, selten rötlich, zeigt während des Reifeprozesses einen auffallenden bläulichen Schimmer.

Verwendung der Pampelmuse

Die Pampelmuse wird ausschließlich als Nahrungsmittel verwendet.

Tipps zu Einkauf, Lagerung und Verzehr

Echte Pampelmusen sind in Deutschland selten im Handel. Am besten fragen Sie bei einem gut sortierten Obsthändler nach Pampelmusen aus Israel, Sorten *Goliath* oder *Chandler.*

Haupterntezeit für die Pampelmuse ist von Ende November bis Anfang Juli.

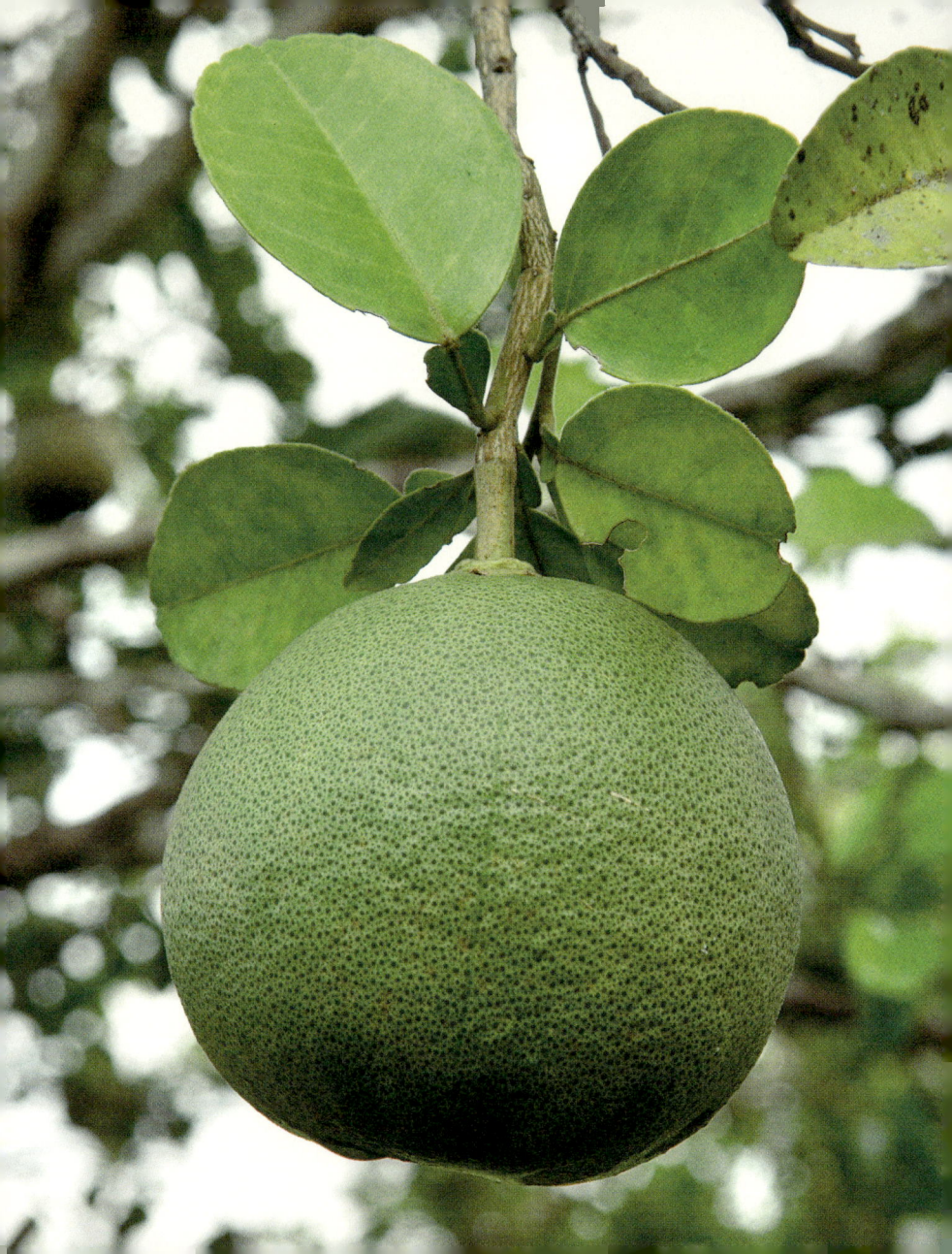

Israelische Pampelmusen bekommen Sie bei uns in den Monaten Oktober bis Mai. Mit etwas Glück können Sie in den Monaten August bis November Pampelmusen aus den Tropen kaufen.

Achten Sie beim Kauf darauf, dass die Frucht prall und schwer und die Schale unbeschädigt ist. Wegen ihrer sehr dicken Schale haben Pampelmusen von allen Zitrusfrüchten die längste Lagerzeit: bis zu drei Monate. Sie schrumpfen in dieser Zeit etwas ein, werden aber dafür süßer.

Die Schale der Pampelmuse lässt sich leicht abschälen. Das Fruchtfleisch schmeckt süß-säuerlich, gelegentlich bitter.

Essen kann man die Pampelmuse wie eine Orange (schälen und die einzelnen Segmente einzeln essen) oder wie eine Grapefruit (in der Mitte durchschneiden und die Hälften auslöffeln).

Die Pomelo

Botanische Informationen

Botanischer Name: *Citrus maxima* (Burm. f.) Merr.

Die Pomelo, auch bekannt als Pummelo, chinesische Grapefruit, Lusho-Frucht oder Papanas, ist eine relativ junge Zitrusfrucht. Sie entstand erst vor etwa 30 Jahren aus der Rückkreuzung von Grapefruit und Pampelmuse, wobei der Erbanteil der Pampelmuse größer ist als der der Grapefruit. Seit 1974 kann man sie in Deutschland kaufen.

Die Frucht hat viel Ähnlichkeit mit der Pampelmuse. Unter ihrer weißgelb bis grünlichen, großporigen Oberfläche verbirgt sich eine ziemlich dicke,

5 Echte Pampelmusen sind bei uns nicht oft
zu haben, die besten kommen aus Israel.

schwammige weiße Schicht. Ihr Fruchtfleisch ist hellgelb bis rosa, der Geschmack leicht säuerlich-süß und erfrischend.

Die Pomelo benötigt feucht-warmes Klima.

Verwendung der Pomelo

Die Pomelo wird als Nahrungsmittel verwendet.

Tipps zu Einkauf, Lagerung und Verzehr

Pomelosaison ist von Anfang September bis Ende Dezember. Die Hauptverkaufszeit in Deutschland liegt zwischen Dezember und Februar. Zu dieser Zeit ist das Angebot am reichhaltigsten. Südafrikanische oder israelische Importware ist teilweise noch bis in den April hinein und in den Monaten Juli bis September erhältlich. Zu Beginn der Saison sind in Deutschland rosafarbene Pomelos aus Israel im Handel. Von dort stammt auch der größte Teil der Importware in Deutschland in den Monaten November bis April, inzwischen gibt es jedoch auch Pomelos aus dem asiatischen Raum: Orangerote und rote Pomelos kommen aus Indien oder Malaysia. Sie sind milder im Geschmack. Hellgelbe Pomelos werden aus dem Fernen Osten importiert. Bei den sogenannten China-Pomelos sind die Fruchtsegmente größer und saftiger, die Haut ist dünner und lässt sich leichter ablösen. Sie schmecken fruchtig-säuerlich.

Wenn Sie unsicher sind, ob es sich bei der Frucht, die Sie kaufen wollen, wirklich um eine Pomelo handelt: Pomelos sind kleiner als Pampelmusen, aber größer als Grapefruits. Auffällig ist ihre Birnenform. Sie haben eine großporige Schale. Es gilt übrigens die Regel: Je verschrumpelter die Außenhaut, je pappiger ihre Konsistenz, desto besser schmeckt die Frucht, nämlich reif und honigsüß.

Die Pomelo erinnert im Geschmack leicht an die Brombeere. Ihre Schale ist sehr dick und undurchlässig, deshalb können Pomelos auch bei Zimmertemperatur einige Wochen ohne Qualitätsverlust gelagert werden.

Achtung: Die Schale macht etwa die Hälfte des Gewichts aus! Weil ihre Schale so dick ist, lassen Pomelos sich nicht wie andere Zitrusfrüchte filetieren. Zum Schälen schneiden Sie am besten oben und unten einen »Deckel« ab, schneiden die verbliebene Schale nochmals kreuzweise ein und schälen die Frucht dann. Die weißen ledrigen Innenhäute schmecken sehr bitter und werden daher besser mit einem scharfen Messer entfernt. Sie können die Pomelo auch wie eine Grapefruit halbieren und auslöffeln.

Die Zitrone

Botanische Informationen

Botanischer Name: *Citrus limon*

Die Zitrone ist eine subtropische Frucht, ein sogenannter Trihybrid, gekreuzt aud drei »Eltern«: Pampelmuse, Zitronatzitrone und Mandarine.

Aus den Blüten des ganzjährig blühenden Baumes wächst innerhalb eines Jahres die Zitrone. Sie bleibt längere Zcit grün, bevor sie nach und nach ihre leuchtend gelbe Farbe entwickelt.

Zitronen werden in ganzjährig warmen Gegenden angebaut. Zu den wichtigsten Anbauländern gehören die USA, Italien, Spanien, Griechenland und die Türkei, auf der südlichen Erdhalbkugel Argentinien, Brasilien und Südafrika.

Verwendung der Zitrone

Die Zitrone lässt sich sehr vielseitig verwenden: als Nahrungsmittel, natürliches Desinfektionsmittel, in der Kosmetikindustrie, als Duftstoff, als Bestandteil von Putzmitteln, um Schädlinge zu vertreiben etc.

Zitronat entsteht durch das Kandieren der Schalen unreifer Zitronatzitronen.

Tipps zu Einkauf, Lagerung und Verzehr

Zitronensaison ist das ganze Jahr über, wobei es naturgemäß in den Sommermonaten weniger Früchte gibt. Die beste Zeit, um Zitronen aus den Mittelmeerländern zu kaufen, ist der Spätherbst und der Winter. Von März bis Oktober können Sie Zitronen aus Übersee kaufen, von Oktober bis April gibt es türkische Zitronen, von November bis Juli italienische.

Man unterscheidet drei Hauptsorten von Zitronen: *Lissabon* mit dünner Schale und sehr viel säuerlichem Fruchtfleisch; *Eureka* mit dickerer Schale, die sauerste der drei; und *Meyer,* ein Orangenhybrid, rund, mit dünner Schale, die süßeste der drei.

Achten Sie beim Kauf darauf, dass die Früchte fest, trocken und schwer sind und den typischen Duft haben. Zitronen, die relativ schwer für ihre Größe sind, haben besonders viel Saft. Verlassen Sie sich nicht auf Begriffe wie

»nach der Ernte unbehandelt« oder »Schale zum Verzehr geeignet«. Waschen Sie Zitronen immer gründlich mit heißem Wasser ab, bevor Sie sie verwenden. Die natürliche Schutzschicht der Zitronen wird nach der Ernte oft abgewaschen und mit natürlichem oder künstlichem Wachs erneuert.

Wegen ihres hohen Säuregehalts lassen Zitronen sich gut lagern. Bei Temperaturen von 11–14 °C an einem dunklen Ort halten sie sich je nach Sorte bis zu fünf Monate. Achten Sie darauf, dass zwischen den einzelnen gelagerten Früchten genug Abstand ist, und lagern Sie Zitronen nicht neben Äpfeln oder anderen nachreifenden Früchten. Während der Lagerzeit geht der Säureanteil zurück, die Zitrone wird etwas süßer.

Wenn Sie gern und häufig zitronenhaltige Getränke trinken, benutzen Sie dazu am besten einen Strohhalm. Bei empfindlichen Menschen kann die Säure der Zitrone den Zahnschmelz angreifen.

Wenn Sie Zitrone zum Verfeinern von Speisen benutzen wollen, reiben Sie die Schale nur ganz leicht ab, die ätherischen Öle befinden sich nur in der äußersten Schicht.

Die Inhaltsstoffe der Zitrusfrüchte und ihre Wirkung

Im Durchschnitt enthalten Zitrusfrüchte mehr als 400 Inhaltsstoffe. Sie bestehen überwiegend aus Kohlenhydraten (8–14 %), hauptsächlich Saccharose, Glucose und Fructose. Der Anteil an organischen Säuren (hauptsächlich Zitronensäure und Apfelsäure) liegt bei ca. 7 %.

Zitrusfrüchte sind frei von Cholesterin, enthalten nennenswerte Mengen an B-Vitaminen und einen auffallend hohen Vitamin-C-Gehalt: je nach Art und Reifezustand 29–65 mg pro 100 g. Der Vitamin-C-Gehalt ist in der Schale am höchsten, zur Mitte der Frucht hin nimmt er ab.

Der Mineralstoffgehalt der Früchte ist durchschnittlich, nennenswert ist bei einigen Früchten lediglich der Gehalt an Kalium, Kalzium und Phosphor.

Die Schalen der Früchte dagegen sind reich an ätherischen Ölen. Schalen und Saft enthalten überdies sekundäre Pflanzenstoffe, die eine Reihe gesundheitsförderlicher Eigenschaften haben.

Noch ein Tipp: Wenn Sie Fruchtzucker nicht gut vertragen, essen Sie bevorzugt Grapefruit, Mandarine und Pampelmuse. Diese Früchte haben einen sehr hohen Glucosegehalt, der zu einer besseren Verträglichkeit des Fruchtzuckers führt.

Auf den folgenden Seiten finden Sie einen Überblick über die wichtigsten Inhaltsstoffe der einzelnen Früchte und am Ende des Kapitels detaillierte Informationen über Vitamine, Mineralstoffe, Spurenelemente und sekundäre Pflanzenstoffe.

Die Grapefruit

Die wichtigsten Inhaltsstoffe im Überblick

Nährwerte der Grapefruit: 100 g Grapefruit-Fruchtfleisch enthalten 44 kcal, außerdem: 0,58 g Ballaststoffe; 0,6 g Eiweiß; 0,15 g Fett; 9 g Kohlenhydrate; 87 g Wasser; 0,02 g einfach ungesättigte Fettsäuren; 0,05 g mehrfach ungesättigte Fettsäuren; 1,29 g Zitronensäure

Mineralstoffe: 2 mg Chlorid; 180 mg Kalium; 18 mg Kalzium; 10 mg Magnesium; 1 mg Natrium; 17 mg Phosphor; 5 mg Sulfur

Spurenelemente: 0,3 mg Eisen; 24 µg Fluorid; 1 µg Jodid; 40 µg Kupfer; 27 µg Mangan; 0,2 mg Zink

Vitamine: 3 µg Vitamin A; 48 µg Vitamin B1; 24 µg Vitamin B2; 0,24 mg Vitamin B3; 0,25 mg Vitamin B5; 28 µg Vitamin B6; 0,4 µg Vitamin B7; 9 µg Vitamin B9/11; 44 mg Vitamin C; 0,24 mg Vitamin E; 3 µg Vitamin K

Weitere Inhaltsstoffe

Essenzielle Aminosäuren: Isoleucin, Leucin, Lysin, Methionin, Phenylalanin, Threonin, Tryptophan, Valin

Nicht essenzielle Aminosäuren: Alanin, Asparaginsäure, Cystein, Glutaminsäure, Glycin, Prolin, Serin, Tyrosin

Die Grapefruit ist besonders reich an Asparaginsäure.

Semi-essenzielle Aminosäuren: Arginin, Histidin

Ätherische Öle: Citral, Geraniol, Limonen, Linalool, Pinen

Ballaststoffe: Lignin, Pektin

Sekundäre Pflanzenstoffe:

Carotinoide: Lycopen

Flavonoide: Dihydrokaempferol, Eriocitrin, Kaempferol
Bitterstoffe: Limonin, Naringin
Phytoöstrogene: Quercetin, Rutin

Eine große Grapefruit deckt mehr als den Tagesbedarf eines Erwachsenen an Vitamin C, ein Drittel des Tagesbedarfs an Vitamin A sowie eine Reihe von Aminosäuren mit zahlreichen gesundheitsförderlichen Eigenschaften.

Die Limette

Die wichtigsten Inhaltsstoffe im Überblick
Nährwerte der Limette: 100 g Limette enthalten 47 kcal, außerdem: 1 g Ballaststoffe; 0,6 g Eiweiß; 2 g Fett; 2 g Kohlenhydrate; 89 g Wasser; 0,38 g einfach ungesättigte Fettsäuren; 1 g mehrfach ungesättigte Fettsäuren; 7–8 % Zitronensäure
Mineralstoffe: 5 mg Chlorid; 82 mg Kalium; 20 mg Kalzium; 15 mg Magnesium; 2 mg Natrium; 12 mg Phosphor; 10 mg Sulfur
Spurenelemente: 0,4 mg Eisen; 10 µg Fluorid; 0,5 µg Jodid; 65 µg Kupfer; 40 µg Mangan; 0,1 mg Zink
Vitamine: 2 µg Vitamin A; 0,3 mg Vitamin B3; 0,2 mg Vitamin B5; 0,1 mg Vitamin B6; 0,5 µg Vitamin B7; 8,2 µg Vitamin B9/11; 44 mg Vitamin C; 2,5 µg Vitamin K

Weitere Inhaltsstoffe

Aminosäuren: Wie die Grapefruit. Die Limette ist reich an Asparaginsäure.

Ätherische Öle: Bisabolen, Campher, Citral, Fenchon, Limonen, Linalool, Linalylacetat, Linolensäure, Pinen, Terpineol

Ballaststoffe: Cellulose, Lignin, Pektin

Sekundäre Pflanzenstoffe:

Carotinoide: Lycopen

Flavonoide: Eriocitrin

Die Mandarine

Die wichtigsten Inhaltsstoffe im Überblick

Nährwerte der Mandarine: 100 g Mandarinen-Fruchtfleisch enthalten 46 kcal, außerdem: 2 g Ballaststoffe; 0,7 g Eiweiß; 0,3 g Fett; 10 g Kohlenhydrate; 85 g Wasser; 0,05 g einfach ungesättigte Fettsäuren; 0,1 g mehrfach ungesättigte Fettsäuren

Mineralstoffe: 4 mg Chlorid; 200 mg Kalium; 35 mg Kalzium; 11 mg Magnesium; 2 mg Natrium; 20 mg Phosphor; 10 mg Schwefel

Spurenelemente: 0,3 mg Eisen; 10 µg Fluorid; 0,8 µg Jodid; 56 µg Kupfer; 37 µg Mangan; 0,1 mg Zink

Vitamine: 53 µg Vitamin A; 0,1 mg Vitamin B1; 0,3 mg Vitamin B3; 0,2 mg Vitamin B5; 23 µg Vitamin B6; 0,5 µg Vitamin B7; 7 µg Vitamin B9/11; 30 mg Vitamin C; 0,3 mg Vitamin E

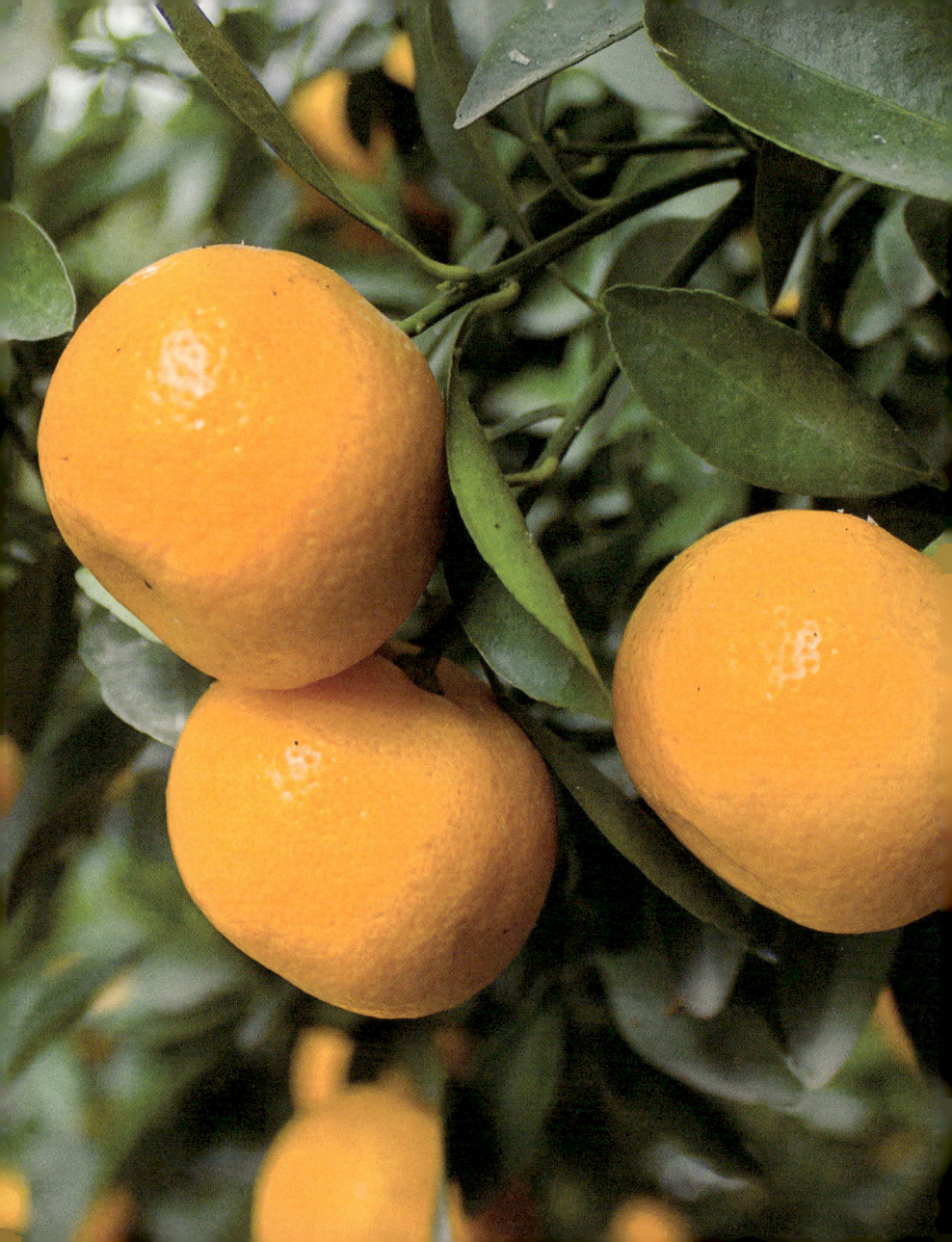

Weitere Inhaltsstoffe

Aminosäuren: Wie die Grapefruit. Die Mandarine ist reich an Asparaginsäure.

Ätherische Öle: Citral, Limonen, Terpineol

Ballaststoffe: Lignin, Pektin. Die Mandarine ist besonders reich an Lignin.

Sekundäre Pflanzenstoffe:

Carotinoide: Lycopen

Flavonoide (Bioflavonoide): Nobiletin

Die Orange

Die wichtigsten Inhaltsstoffe im Überblick

Nährwerte der Orange: 100 g Orange enthalten 49 kcal, außerdem: 2 g Ballaststoffe; 1 g Eiweiß; 0,2 g Fett; 9,5 g Kohlenhydrate; 86 g Wasser; 0,05 g einfach ungesättigte Fettsäuren; 0,07 mehrfach ungesättigte Fettsäuren; 1,04 g Zitronensäure

Mineralstoffe: 4 mg Chlorid; 180 mg Kalium; 40 mg Kalzium; 14 mg Magnesium; 2 mg Natrium; 22 mg Phosphor; 9 mg Sulfur

Spurenelemente: 0,4 mg Eisen; 5 µg Fluorid; 0,8 µg Jodid; 51 µg Kupfer; 35 µg Mangan; 0,2 mg Zink

Vitamine: 15 µg Vitamin A; 0,1 mg Vitamin B1; 40 µg Vitamin B2; 0,4 mg Vitamin B3; 0,3 mg Vitamin B5; 0,1 mg Vitamin B6; 1,5 µg Vitamin B7; 37 µg Vitamin B9/11; 45 mg Vitamin C; 0,2 µg Vitamin E; 2,5 µg Vitamin K

Mit einer großen Apfelsine decken Sie Ihren Tagesbedarf an Vitamin C.

*6 Mandarinen enthalten viel Asparaginsäure, die sich
positiv auf die Eiweißsynthese im Körper auswirkt.*

Weitere Inhaltsstoffe

Aminosäuren: Wie die Grapefruit. Die Orange ist besonders reich an Asparaginsäure, Glutaminsäure und Glycin.

Ätherische Öle: Citral, Citronellal, Geraniol, Linalool, Limonen, Terpineol

Ballaststoffe: Lignin, Pektin. Die Orange ist reich an Lignin.

Sekundäre Pflanzenstoffe:

Carotinoide: Lycopen

Flavonoide: Diosmin, Hesperidin, Naringin

Phytoöstrogene: Quercetin, Rutin

Die Pampelmuse

Die wichtigsten Inhaltsstoffe im Überblick

Nährwerte der Pampelmuse:

100 g Pampelmusen-Fruchtfleisch enthalten 46 kcal, außerdem: 0,7 g Ballaststoffe; 0,8 g Eiweiß; 0,04 g Fett; 9,4 g Kohlenhydrate; 7 mg gesättigte Fettsäuren; 17 mg ungesättigte Fettsäuren; 89,5 g Wasser

Mineralstoffe: 2 mg Chlorid; 216 mg Kalium; 4 mg Kalzium; 6 mg Magnesium; 1 mg Natrium; 17 mg Phosphor; 5 mg Sulfur

Spurenelemente: 0,1 mg Eisen; 24 µg Fluorid; 1 µg Jodid; 52 µg Kupfer; 18 µg Mangan; 80 µg Zink

Vitamine: 3 µg Vitamin A; 30 µg Vitamin B1; 27 µg Vitamin B2; 0,3 mg Vitamin B3; 0,3 mg Vitamin B5; 30 µg Vitamin B6; 0,7 µg Vitamin B7; 12 µg Vitamin B9/11; 61 mg Vitamin C; 0,3 mg Vitamin E; 2,5 µg Vitamin K

Weitere Inhaltsstoffe

Aminosäuren: Wie die Grapefruit. Die Pampelmuse ist reich an Asparaginsäure.

Ätherische Öle: Citral, Citronellal, Geraniol, Limonen, Linalool, Pinen

Ballaststoffe: Polyuronsäure

Sekundäre Pflanzenstoffe:

Carotinoide: Lycopen

Flavonoide: Hesperidin, Limonin, Naringin

Phytoöstrogene: Quercetin, Rutin

Die Pomelo

Die wichtigsten Inhaltsstoffe im Überblick

Nährwerte der Pomelo: 100 g Pomelo-Fruchtfleisch enthalten 45 kcal, außerdem: 1 g Ballaststoffe; 0,8 g Eiweiß; 0,1 g Fett; 9 g Kohlenhydrate; 90 g Wasser

Mineralstoffe: 1 mg Chlorid; 257 mg Kalium; 4 mg Kalzium; 16 mg Magnesium; 0,8 mg Natrium; 35 mg Phosphor

Spurenelemente: 0,1 mg Eisen; 22 µg Fluor; 1 µg Jodid; 52 µg Kupfer; 0,1 mg Zink

Vitamine: 20 µg Vitamin B2; 61 mg Vitamin B3; 40 µg Vitamin B6; 30 µg Vitamin B12; 40 mg Vitamin C; 40 µg Vitamin E; 80 µg Vitamin K

Weitere Inhaltsstoffe

Aminosäuren: Wie die Grapefruit.

Ätherische Öle: Wie die Pampelmuse.
Sekundäre Pflanzenstoffe:
Carotinoide: Lycopen
Flavonoide: Hesperidin, Limonin, Naringin
Phytoöstrogene: Quercetin, Rutin

Die Zitrone

Die wichtigsten Inhaltsstoffe im Überblick
Nährwerte der Zitrone: 100 g Zitronen-Fruchtfleisch enthalten 40 kcal, außerdem: 1,3 g Ballaststoffe; 0,8 g Eiweiß; 0,6 g Fett; 3 g Kohlenhydrate; 85 g Wasser; 38 mg einfach ungesättigte Fettsäuren; 0,3 g mehrfach ungesättigte Fettsäuren; 4,68 g Zitronensäure
Mineralstoffe: 5 mg Chlorid; 170 mg Kalium; 15 mg Kalzium; 28 mg Magnesium; 3 mg Natrium; 20 mg Phosphor; 12 mg Schwefel
Spurenelemente: 0,5 mg Eisen; 10 µg Fluorid; 1 µg Jodid; 0,2 mg Kupfer; 45 µg Mangan; 0,1, mg Zink
Vitamine: 2 µg Vitamin A; 0,1 mg Vitamin B1; 20 µg Vitamin B2; 0,3 mg Vitamin B3; 0,3 mg Vitamin B5; 0,1 mg Vitamin B6; 0,5 µg Vitamin B7; 6 µg Vitamin B9; 53 mg Vitamin C; 0,4 mg Vitamin E; 2,5 µg Vitamin K

Weitere Inhaltsstoffe
Aminosäuren: Wie die Grapefruit. Die Zitrone ist reich an Asparaginsäure.
Ätherische Öle: Campher, Citral, Limonen, Linalylacetat, Pinen, Terpineol
Ballaststoffe: Cellulose, Lignin, Pektin

7 *Das köstliche Aroma von Pomelos kommt
von ihrem Gehalt an ätherischen Ölen.*

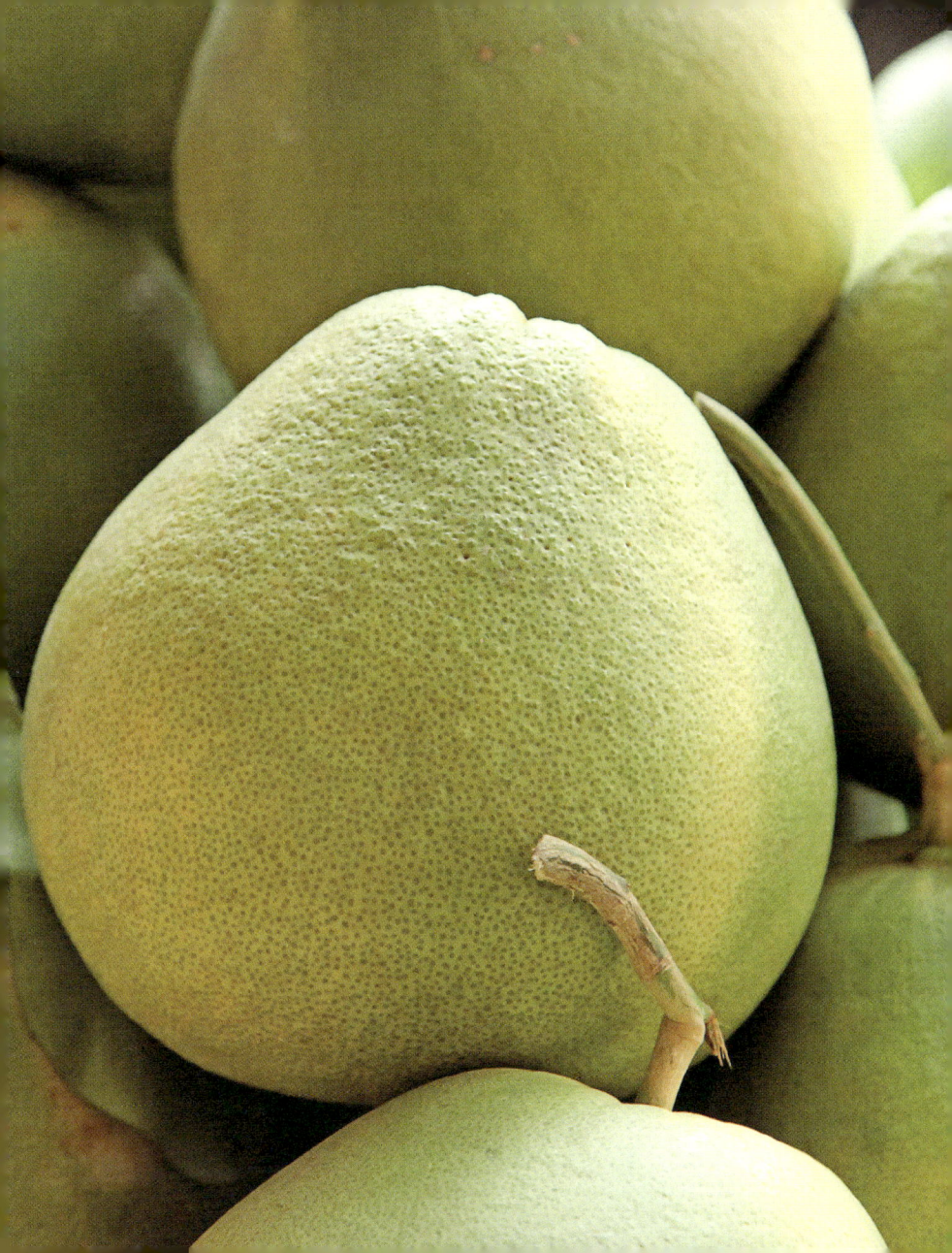

Sekundäre Pflanzenstoffe:

Carotinoide: Lycopen

Flavonoide: Hesperidin, Limonin, Naringin

Phytoöstrogene: Quercin, Rutin

Wirkungen und Aufgaben der Inhaltsstoffe

Mineralstoffe

Chlorid: Wasserhaushalt; Nervenleitung; Herzrhythmus; Regulierung des Säure-Basen-Gleichgewichts; Stabilität von Gewebe und Muskeln

Kalium: Aufrechterhaltung des osmotischen Drucks in den Körperzellen, dadurch Regulierung des Wasserhaushalts

Kalzium: Aufbau der Knochen; Erregung von Muskeln und Nerven; Stärkestoffwechsel; Zellteilung; Aktivierung von Hormonen und Enzymen

Magnesium: Erregungsleitung des Nervensystems; Muskelarbeit; Energiestoffwechsel; Herstellung von Eiweißen; Herstellung von Nukleinsäuren; Erbsubstanz

Natrium: Aufrechterhaltung des normalen Säure-Basen-Gleichgewichts der Körperflüssigkeiten; Neubildung der roten Blutkörperchen; Bildung neuer Zellen; Ausscheiden von Fremdstoffen und metallischen Giften

Phosphor: Baustoff für Knochen und Zähne; Energiestoffwechsel; Säure-Basen-Gleichgewicht des Blutes; Wirkung von Hormonen

Schwefel (Sulfur): Bestandteil von Eiweißbausteinen im menschlichen Organismus

Spurenelemente

Eisen: Binden von Sauerstoff an das Hämoglobin der roten Blutkörperchen
Fluorid: Knochen; Zähne
Jodid: Wachstum; Entwicklung; zahlreiche Stoffwechselvorgänge
Kupfer: Wachstum; Knochenbildung; Freisetzung von Hormonen im Körper; Immunsystem
Mangan: Aufbau von Bindegewebe; Bildung von Harnstoff, körpereigenen Eiweißen und Fettsäuren; beteiligt an der Herstellung von Melanin und Dopamin
Zink: Augen; Geschmacksempfindung; Haut; Immunsystem; Säure-Basen-Haushalt des Blutes

Vitamine

A (Retinol): Bildung von Haut und Schleimhäuten; Immunsystem; Sehkraft; Wachstum
B1 (Thiamin): Funktion des Nervensystems
B2 (Riboflavin): Schleimhäute in Nase, Mund, Rachen sowie im Magen-Darm-Trakt; Sehen in der Dämmerung; Umwandlung von Eiweißen, Fetten und Kohlenhydraten in Energie
B3 (Niacin): Eiweiß-, Fett- und Kohlenhydratstoffwechsel; Energiegewinnung; Regeneration von Haut, Muskeln, Nerven und DNA; Durchblutung; Hautfeuchtigkeit; Pigment- und Kollagenbildung der Haut
B5 (Pantothensäure): Stoffwechsel; Auf- und Abbau von Aminosäuren, Fetten und Kohlenhydraten

B6 (Pyridoxin): Umwandlung und Verwendung von Eiweißstoffen; Regulierung von Energie- und Fettstoffwechsel; Aufbau und Schutz von Nervenverbindungen; fördert die Aktivität der Hormone, z. B. der Geschlechtshormone; beteiligt an der Bildung des roten Blutfarbstoffs

B7 (Biotin), auch als Vitamin H bekannt: Haut, Haare und Nägel; Eiweiß- und Fettstoffwechsel; korrekte Umsetzung der im Erbgut gespeicherten Information

B9/B11 (Folsäure), auch als Vitamin M bekannt: Wachstumsprozesse; Zellteilung; Blutbildung

C (Ascorbinsäure): Funktionieren des Immunsystems; Stressbewältigung; Konzentrationsfähigkeit; Nerven; Fettverwertung; Kalziumstoffwechsel

E (Tocopherol): Abwehr von freien Radikalen

K (Phyllochinon): Blutgerinnung; Knochenstoffwechsel; Regulierung des Zellwachstums

Aminosäuren

Essenzielle Aminosäuren

Isoleucin: Energielieferant; Erhalt und regelmäßige Regeneration des Muskelgewebes; Hormonregulation; Muskelaufbau; Anregung der Insulinausschüttung; Aktivierung des Wachstumshormons Somatotropin

Leucin: Wie Isoleucin; außerdem: Förderung von Heilungsprozessen; Regulierung des Verhältnisses zwischen Muskelmasse und Fettanteil

Lysin: Bedeutender Baustein u. a. von Antikörpern, Enzymen, Hormonen und Strukturproteinen von Haut, Knochen und Sehnen; Unterstützung der Aufnahme von Kalzium in Knochen und Zähne; Senkung des Osteoporoserisikos; dringend benötigt für die Stabilität von Bindegewebe und Kollagen (Strukturprotein); wirksam gegen Arterienverkalkung

Methionin: Bedeutender Baustein vieler Eiweiße; spielt in zahlreichen Stoffwechselprozessen eine wichtige Rolle; Verhinderung von zu starker Fetteinlagerung in die Leber; Steigerung der Ausscheidung von Schwermetallen; erforderlich für die Verwertung des Spurenelements Selen; essenziell für die DNA-Methylierung, eine chemische Abänderung an Grundbausteinen der Erbsubstanz einer Zelle

Phenylalanin: Ausgangsstoff zahlreicher Substanzen, die bei körperlicher und seelischer Belastung vermehrt gebildet werden

Threonin: Bedeutender Baustein von Antikörpern und von zahlreichen Eiweißen, vor allem im Kollagen des Bindegewebes

Tryptophan: Baustein von Muskulatur, Enzymen und anderen Eiweißen; Vorstufe (das Provitamin) von Vitamin B3; Ausgangsstoff für das Gewebshormon Serotonin, das u. a. den Blutdruck reguliert und stimmungsaufhellend wirkt (Glückshormon)

Valin: Energielieferant; Förderung der Wundheilung; im Zentralnervensystem Vorstufe von Botenstoffen, die Informationen und Reize von einer Nervenzelle zur anderen übertragen; regt die Ausschüttung des Wachstumshormons Somatotropin an

Nicht essenzielle Aminosäuren

Alanin: Energielieferant; essenziell für die Regulierung des Blutzuckerspiegels; Linderung der Symptome bei Prostatavergrößerung

Asparaginsäure: Bedeutend für die Proteinbiosynthese; Stimulierung der Rezeptoren im Zentralnervensystem.

Die Grapefruit enthält einen relativ hohen Anteil an Asparaginsäure.

Cystein: Ausgangsstoff für die organische Säure Taurin, die für die Entwicklung der Herzfunktion und des Nervensystems sowie die Funktion der Sehzellen im Auge wichtig ist; Steuerung des Flüssigkeitseinstroms in die Zelle und Schutz der Zelle vor zu hohem Innendruck; beteiligt an der Herstellung von Glutathion, das dem Absterben der Zellen vorbeugt, den Alterungsprozess verlangsamt und möglicherweise vor Multipler Sklerose, der Alzheimer- und der Parkinson-Krankheit schützt

Glutaminsäure: Positive Wirkung auf das Immunsystem

Glycin: Stärkung des Immunsystems; Botenstoff im Zentralnervensystem; essenziell für die Muskelaktivität; hilft gegen Arteriosklerose, Arthrose, Gicht und Osteoporose sowie bei Panikattacken und Schlafstörungen

Prolin: Bedeutender Baustein des Bindegewebes; Schutz vor Kollagenabbau; Aufbau der Gelenke; Regeneration bei Knochen- und Knorpelentzündungen; Wiederherstellung von Gewebe

Die Grapefruit enthält mit 72 mg pro 100 g einen relativ hohen Anteil an Prolin.

Serin: Bedeutender Baustein von Enzymen, anderen Eiweißen und Zellmembranen (in besonders hoher Konzentration im Gehirn); Steigerung von Aufmerksamkeit, Erinnerungsvermögen, geistiger Leistungsfähigkeit und Kurzzeitgedächtnis

Tyrosin: Baustein fast aller Eiweiße; Ausgangsstoff verschiedener Hormone; Neurotransmitter (Botenstoff im Gehirn)

Semi-essenzielle Aminosäuren

Arginin: Anregung des Zellwachstums; Differenzierung von Zellen; schützt vor Herz-Kreislauf-Erkrankungen

Histidin: Sauerstofftransport im Körper; Pufferung des pH-Wertes im Blut; Wundheilung und Gewebereparatur; Regulierung der Magensäurekonzentration, des Schlaf-wach-Rhythmus und des Herz-Kreislauf-Systems

Ätherische Öle

Bisabolen: Bestandteil des ätherischen Öls; wirkt entzündungshemmend

Campher: Bestandteil des ätherischen Öls; äußerlich angewendet löst es Bronchialsekret und fördert die Durchblutung der Atemwege; innerlich angewendet wirkt es kreislaufanregend und löst Krämpfe in den Bronchien.

Achtung: Campher darf auf geschädigter oder verletzter Haut nicht angewendet werden. Wegen seiner starken Wirkung ist er nicht geeignet für Säuglinge und Kleinkinder.

Citral: Natürlich vorkommender Duftstoff

Citronellal: Bestandteil des Zitronellöls; einfach und günstig zu gewinnen, wird in Mitteln zur Insektenabwehr verwendet

Fenchon: Bestandteil zahlreicher ätherischer Öle; hemmt das Wachstum von Bakterien und Pilzen

Geraniol: Immunstimulierend; insektenabwehrend; pilzhemmend (besonders bei Candida)

Limonen: Beruhigend; entkrampfend; immunstimulierend; insektenabwehrend

Linalylacetat: Bestandteil des ätherischen Öls der Blüten; wirkt besänftigend auf das Zentralnervensystem; wird verwendet in Parfüms, Seifen und Waschmitteln

Linalool: Antibakteriell; beruhigend; schmerzlindernd; spannungslösend; hemmt das Wachstum einiger Bakterien und Pilze

Linolensäure: Gehört zu den Omega-3-Fettsäuren; wirkt stark entzündungshemmend

Pinen: Hustendämpfend; immunstimulierend; insektenabwehrend; schleimlösend. Pharmazeutisch genutzt werden Pinene als Lösungsmittel in Kombination mit anderen Wirkstoffen in Medikamenten gegen Hexenschuss, Muskelkrämpfe und -schmerzen, Prellungen, Weichteilrheumatismus.

Terpineol: Wirkt antibakteriell, antioxidativ und antiseptisch; wird verwendet als Desinfektionsmittel sowie in Kosmetikprodukten und in Waschmitteln

Ballaststoffe

Cellulose: Hauptbestandteil von pflanzlichen Zellwänden; wirkt vermutlich cholesterinsenkend

Lignin: Vermutlich cholesterinsenkend; antikanzerogen

Pektin: Cholesterinsenkend; entgiftend

Polyuronsäure: Sorgt für eine natürliche lange Haltbarkeit; regt den Stoffwechsel an und stimuliert die Ausscheidung schädlicher Stoffe aus der Zelle

Sekundäre Pflanzenstoffe

Carotinoide
Lycopen: Verantwortlich für die rote Farbe von Früchten; schützt vermutlich vor Prostatakarzinom, Brust-, Gebärmutterschleimhaut- und Hautkrebs; beugt vermutlich Augenerkrankungen, Herz-Kreislauf-Erkrankungen und Osteoporose vor

Bioflavonoide
Bioflavonoide allgemein: Schutz vor Tumor- und vor Herz-Kreislauf-Erkrankungen; Abwehr von freien Radikalen und Verjüngung des Hautbilds; Anregung der Produktion von Gallenflüssigkeit und Magensäure; antibakteriell; antimykotisch; antiviral; desinfizierend; entzündungshemmend
Dihydrokaempferol: Hemmt das Wachstum von Bakterien, Pilzen und Viren
Diosmin: Wirkt venenstärkend und gefäßschützend; wird eingesetzt gegen Ödeme, Venenschwäche und Hämorrhoiden
Eriocitrin: Wirkt stark antioxidativ
Hesperidin: Cholesterinsenkend; entzündungshemmend; schmerzstillend
Limonin: Bitterstoff, wirkt antikanzerogen
Naringin: Cholesterinsenkend; erhöht die Empfindlichkeit der Zellen gegenüber Insulin; regt den Fettabbau in der Leber an; senkt die Blutfettwerte

Flavonole (Untergruppe der Flavonoide)
Kaempferol: Analgetisch; angstlösend; antimikrobiell; entzündungshemmend; Herz und Gefäße schützend

Dihydrokaempferol: Immunstärkend
Eriocitrin: Antioxidativ

Phytoöstrogene
Quercetin: Antiallergisch; antikarzinogen; antioxidativ; blutdrucksenkend; cholesterinsenkend; entzündungshemmend; schützt das Herz; schützt vor Arteriosklerose
Rutin: Antioxidativ; schützt die Blutgefäße

Indikationen, Anwendungen und Heilrezepte mit Zitrusfrüchten

Auf den folgenden Seiten stelle ich Ihnen einige Heilrezepte und Anwendungen sowie die Indikationen für die verschiedenen Zitrusfrüchte vor. Einiges werden Sie sicherlich kennen, manches wird neu und überraschend für Sie sein. Probieren Sie aus, was Ihnen guttut. Vielleicht finden Sie ja Ihr ganz persönliches Lieblingsrezept.

Erst vor einigen Jahren wurde übrigens festgestellt, dass Demenzkranke gut auf die Behandlung mit ätherischen Ölen ansprechen. Beispielsweise wirkt bei ihnen:

- Bitterorange gegen Anspannung
- Grapefruitöl gegen Anspannung, ärgerliche Stimmung und schlechte Laune
- Grüne Mandarine gegen schlechte Laune
- Rote Mandarine gegen Anspannung und bei unruhigem Schlaf
- Orange gegen depressive Verstimmungen, Hyperaktivität und schlechte Laune
- Zitrone gegen depressive Verstimmungen, emotionale Blockaden, Hyperaktivität und Konzentrationsmangel

Die Grapefruit

Wenn Sie ohne großen Aufwand etwas für Ihre Gesundheit tun wollen, reicht es schon, zum Frühstück regelmäßig Grapefruit zu essen. So sorgen Sie für natürliche Entgiftung und Entschlackung, stärken Ihr Immunsystem und fühlen sich allgemein wohler.

Essen Sie ½–1 Grapefruit, möglichst ohne Zucker. Die Weiterverarbeitung des Zuckers im Körper verbraucht viele Vitamine und erhöht die Ausscheidung von Mineralstoffen, wodurch Körper und Seele wiederum geschwächt werden.

Auch wenn Sie abnehmen wollen, sollten Sie die Grapefruit auf Ihren täglichen Speiseplan setzen: Ihre Säure regt den Zuckerfettstoffwechsel an. Je effektiver der Zucker aus der Nahrung verwertet wird, desto weniger davon speichert der Körper in Form von Fett.

Aufgrund dieser Wirkung ihrer Säure kann der regelmäßige Verzehr von Grapefruits auch Diabetes und Schlaganfällen vorbeugen.

Grapefruitkernextrakt (gewonnen durch das Zermahlen der Kerne) hat die gleiche Wirkung wie synthetische Antibiotika. Er wirkt gegen ungefähr 800 Bakterien- und Virenstämme sowie etwa 100 Pilzstämme.

Wenn Sie jeden Tag eine Grapefruit essen, werden Sie unempfindlicher gegen Kälte, sorgen für das Säure-Basen-Gleichgewicht Ihres Körpers, aktivieren den Zellstoffwechsel, reinigen den Darm und stabilisieren die Darmflora.

Um die volle Heilwirkung der Grapefruit zu nutzen, sollten Sie die weißen Innenhäutchen und die weiße Innenhaut der Schale immer mitessen.

Energetisch wirkt die Grapefruit besonders auf den Unterbauch und durchwärmt Blase, Nieren und Milz.

8 Täglich eine Grapefruit macht Darm und Immunsystem fit und hilft beim Abnehmen.

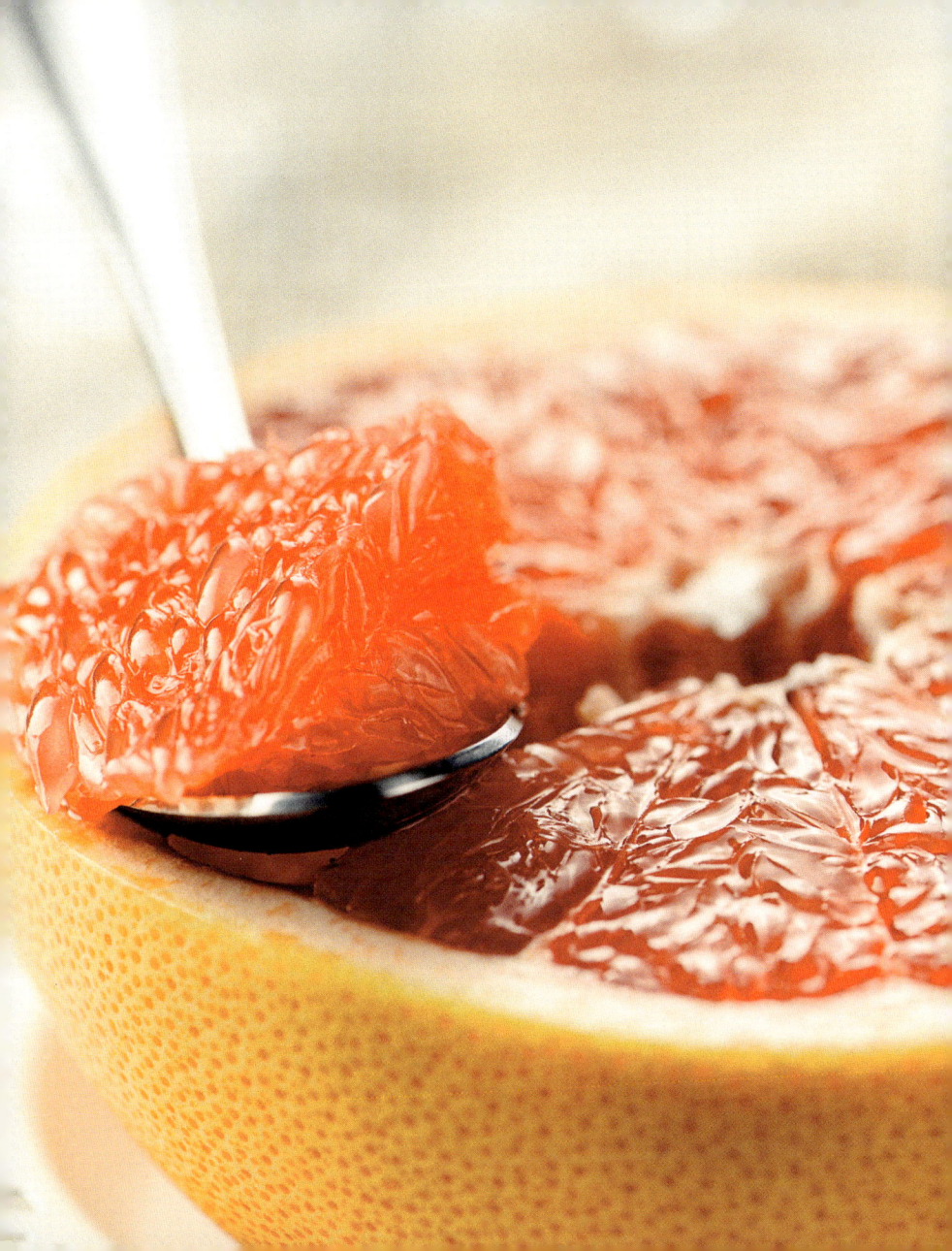

Achtung: Wenn Sie Medikamente einnehmen müssen, essen Sie nicht gleichzeitig rohe Grapefruit oder trinken Sie rohen Grapefruitsaft. Das in Grapefruits enthaltene Glykosid Naringin hat zwar keinen direkten Einfluss auf die Wirkstoffe der Medikamente, aber seine Abbauprodukte können sowohl die Wirkungen als auch die Nebenwirkungen von Medikamenten verstärken. So können sie den Abbau der Wirkstoffe im Körper eventuell verlangsamen, aber auch die Wirkung der Medikamente vermindern. Es sind etliche Fälle von schweren gesundheitlichen Beeinträchtigungen bekannt, die auf eine Medikamenteneinnahme bei gleichzeitigem Verzehr von roher Grapefruit zurückzuführen sind.

Indikationen für die Grapefruit

Abwehrschwäche
Bei einer Abwehrschwäche sind die körpereigenen Abwehrkräfte nur vermindert leistungsfähig. Dadurch ist der Mensch anfälliger für Krankheitserreger und häufig krank. Die Abwehrschwäche kann sich auch auf den Appetit auswirken und damit zu Gewichtsverlust führen.
Wie die Grapefruit hilft: Die Inhaltsstoffe der Grapefruit wirken appetitanregend, aufbauend und stärken den Organismus.
Was Sie tun können: Essen Sie jeden Morgen Grapefruit zum Frühstück, möglichst ohne Zucker (s. S. 68).
Nehmen Sie regelmäßig Grapefruitsaft-Bäder (s. S. 75).

Anspannung, innere

Zu viel Arbeit, zu viele Belastungen, das Gefühl der Überforderung oder schwierige Zeiten können dazu führen, dass Sie innerlich angespannt sind und nicht mehr loslassen können.

Wie die Grapefruit hilft: Die Grapefruit wirkt beruhigend, harmonisierend und stärkend. Sie schenkt neue Kraft, neue Lebensfreude und stärkt das Selbstvertrauen.

Was Sie tun können: Essen Sie jeden Morgen zum Frühstück eine halbe Grapefruit, möglichst ohne Zucker (s. S. 68).

Gönnen Sie sich regelmäßig eine entspannende Massage mit Grapefruit-Vanille-Tonka-Massageöl (s. S. 77).

Depressive Verstimmungen

Seelische Verstimmungen äußern sich in Antriebslosigkeit, Erschöpfung, dem Verlust von Lebensfreude und dem Gefühl, die Welt sei nur noch grau.

Wie die Grapefruit hilft: Die Inhaltsstoffe der Grapefruit wirken seelisch ausgleichend und stabilisierend, schenken neuen Mut und neue Lebensfreude.

Was Sie tun können: Verwenden Sie regelmäßig, vor allem in der dunklen Jahreszeit, Orangen-Grapefruit-Massageöl (s. S. 77).

Diäten, unterstützend

Wenn Sie abnehmen wollen oder müssen, wählen Sie möglichst eine auf langfristigen Erfolg angelegte Diät, um den gefürchteten Jojo-Effekt zu vermeiden.

Wie die Grapefruit hilft: Die Inhaltsstoffe der Grapefruit wirken entgiftend und entschlackend, daher ist die Grapefruit der ideale Diätbegleiter.

71

Was Sie tun können: Essen Sie jeden Morgen zum Frühstück eine halbe Grapefruit, möglichst ohne Zucker (s. S. 68).

Erschöpfung

Hinter Erschöpfung kann eine Erkrankung stehen, häufiger ist sie jedoch die Folge von Überanstrengung oder anhaltender seelischer Belastung.

Wie die Grapefruit hilft: Die Inhaltsstoffe der Grapefruit wirken aufbauend und kräftigend.

Was Sie tun können: Trinken Sie regelmäßig Grapefruitöl, bis Sie sich besser fühlen (s. S. 76).

Flüssigkeits- und Mineralstoffverlust bei Hitze

Bei großer oder anhaltender Hitze entsteht schnell ein Verlust an Flüssigkeit und Mineralstoffen. Wenn Sie sich körperlich anstrengen, nimmt dieser Verlust noch weiter zu. Die Körpertemperatur steigt an, die Gefäße erweitern sich, das Blut versackt in den Beinen. Die Folge kann ein Blutdruckabfall sein, der schlimmstenfalls bis zur Ohnmacht führt.

Wie die Grapefruit hilft: Die Inhaltsstoffe der Grapefruit wirken ausgleichend, erfrischend und kühlend.

Was Sie tun können: Trinken Sie Grapefruit-Limetten-Trunk (s. S. 74).

Harnwegsbeschwerden

Harnblase, Harnleiter und Harnröhre bilden zusammen mit dem Nierenbecken die ableitenden Harnwege. Sie sind für die Zwischenspeicherung des Urins und dessen Ableitung aus dem Körper verantwortlich. Entzündungen, die sich hier bilden, können schnell zur Niere aufsteigen.

Wie die Grapefruit hilft: Die Grapefruit gehört zu den Obstsorten, die reich an Carotinoiden und an Vitamin C sind. Durch die regelmäßige Aufnahme von Betacarotin und Vitamin C wird die Wahrscheinlichkeit, an Harnwegsentzündungen zu erkranken, deutlich reduziert.

Was Sie tun können: Essen Sie vorbeugend regelmäßig Grapefruit zum Frühstück, möglichst ohne Zucker (s. S. 68).

Trinken Sie im akuten Fall Grapefruit-Zinnkraut-Tee (s. S. 75).

Negative Gefühle

Ärger, Frustration, Kummer und andere Gefühle, die »festgehalten« werden, können zu Erschöpfung, geschwächten Abwehrkräften und verminderter Lebensfreude bis hin zu depressiven Verstimmungen führen.

Wie die Grapefruit hilft: Die Inhaltsstoffe der Grapefruit wirken beruhigend, harmonisierend, stimmungsaufhellend und fördern das Loslassen von allem, was Ihnen nicht guttut.

Was Sie tun können: Benutzen Sie täglich eine Grapefruit-Ölmischung für die Duftlampe, bis Sie sich besser fühlen (s. S. 77).

Rheumatische Beschwerden

Rheuma ist ein Überbegriff für ca. 400 Einzelerkrankungen, deren gemeinsames Kennzeichen reißende, ziehende und fließende Schmerzen am Stütz- und Bewegungsapparat sind. Die Medizin unterscheidet vier Hauptgruppen:

- degenerative Gelenk- und Wirbelsäulenerkrankungen, z. B. Arthrose
- entzündlich-rheumatische Erkrankungen, z. B. Arthritis

- Stoffwechselerkrankungen mit rheumatischen Beschwerden, z. B. Gicht
- Weichteilrheumatismus, z. B. Fibromyalgie.

Zu den Ursachen zählen u. a. erbliche Belastungen, Stoffwechselstörungen, Fehlreaktionen des Immunsystems und falsche Ernährung.

Wie die Grapefruit hilft: Die Inhaltsstoffe der Grapefruit wirken entgiftend/entschlackend, entzündungshemmend und schmerzlindernd.

Was Sie tun können: Essen Sie vorbeugend regelmäßig Grapefruit ohne Zucker zum Frühstück. Bei einem akuten Schub können Sie die betroffenen Stellen begleitend zu Ihrer Therapie mit einer Mischung aus 5 Tropfen Grapefruitöl auf eine Tasse Wasser einreiben.

Heilrezepte mit Grapefruit für Körper und Seele

Grapefruit-Limetten-Trunk *bei Flüssigkeits- und Mineralstoffverlust*
bei Hitze
Für 2 Portionen

1 Grapefruit, unbehandelt	Eiswürfel nach Belieben
1 Limette, unbehandelt	100 ml Mineralwasser
2 EL Honig, flüssig	

Die Grapefruit und die Limette auspressen, das Fruchtfleisch aufheben. Den Saft in ein Gefäß füllen und den Honig unterrühren. Eiswürfel in die Gläser füllen, das Fruchtfleisch daraufgeben, den Saft hinzufügen und mit Mineralwasser aufgießen.

Grapefruit-Ölmischung *zur Unterstützung bei Diäten*

Diese Mischung für die Duftlampe kurbelt die Fettverbrennung an, vermindert das Hungergefühl und hält Sie bei Laune.

Von den ätherischen Ölen Grapefruit, Orange süß und Zitrone je 2–3 Tropfen in die Duftlampe geben.

Grapefruitsaft-Bad *bei Abwehrschwäche*

Dieses Bad stärkt Ihr Immunsystem und macht Sie fit und munter.

Den frisch gepressten Saft einer Grapefruit in ein Vollbad geben. Bei einer Badetemperatur von 35–38 °C maximal 20 Minuten baden. Nach dem Bad die Haut wie gewohnt pflegen.

Grapefruit-Zinnkraut-Tee *zum Durchspülen der Harnwege*

Für 1 Portion

3 EL Zinnkraut   150 ml rosé Grapefruitsaft
400 ml Wasser

Das Zinnkraut in dem Wasser aufkochen, 2 Minuten köcheln, dann 15 Minuten zugedeckt ziehen lassen. Abseihen und den Grapefruitsaft dazugeben. Morgens und abends je 1 Tasse davon trinken. Anwendungsdauer: bis zur Besserung der Beschwerden.

Grapefruit-Mandarinen-Duschgel *für schöne Haut*

Alle benötigten Zutaten erhalten Sie in der Apotheke und/oder im Naturkostladen.

100 ml Zypressenwasser (Apotheke)
2 EL Olivenöl
1 EL Rosenöl
60 ml Bethain
½ TL Xanthan

20 Tropfen ätherisches
Pink-Grapefruit-Öl
20 Tropfen ätherisches
Mandarinenöl

Alle Zutaten außer den Ölen nacheinander in ein Gefäß geben und vermischen. Zum Schluss die Öle hinzugeben. In ein sterilisiertes verschließbares Gefäß füllen und innerhalb von einer Woche verbrauchen.

Grapefruit-Milch-Badezusatz *für die Hautpflege und zum Verwöhnen*

3 Tropfen Grapefruitöl in eine Tasse Milch geben und diese Mischung Ihrem Vollbad zusetzen. Badetemperatur: 35–38 °C, Badedauer: maximal 20 Minuten.

Grapefruitöl *bei Erschöpfung*

Geben Sie 3–4 Tropfen Öl mit einem Teelöffel Honig in ein Glas lauwarmes Wasser. Je morgens und abends trinken. Anwendungsdauer: bis zur Besserung der Beschwerden.

Grapefruit-Orangen-Massageöl *gegen seelische Verstimmungen*
Geben Sie 15 Tropfen Grapefruitöl, 10 Tropfen Orangenöl und 5 Tropfen Rosenholz in 50 ml Mandelöl. Füllen Sie diese Mischung in eine dunkle Flasche ab und lagern Sie sie kühl. Sie hält sich ca. 4 Wochen. Bei Bedarf morgens und abends verwenden.

Grapefruit-Vanille-Tonka-Massageöl *bei innerer Anspannung*
3 Tropfen Grapefruitöl, 2 Tropfen Vanilleöl und 1 Tropfen Tonkabohnenöl in 2 Esslöffel Mandelöl geben und für die Körpermassage verwenden. Bei Bedarf morgens und abends anwenden.

Grapefruitöl-Mischung *zum Loslassen von negativen Gefühlen*
10 Tropfen Grapefruitöl, 1 Tropfen Bergamotteöl und 1 Tropfen Rosenöl in die Duftlampe geben. Täglich wiederholen, bis Sie sich besser fühlen.

Die Limette

Die Limette können Sie in Form von Saft, Tee oder ätherischem Öl (innerlich und äußerlich) einsetzen. Limettenöl ist das frischeste von allen aus Zitrusfrüchten gewonnenen ätherischen Ölen. Es gilt als Tonikum für das gesamte Verdauungssystem.
Die Limette wirkt adstringierend, antidepressiv, antimikrobiell, antioxidativ, antirheumatisch und antiseptisch.
Ätherisches Limettenöl wirkt gegen Bakterien und riecht sehr erfrischend. Außerdem ist es hilfreich bei Ängsten und bei depressiven Verstimmungen.

Indikationen für die Limette

Ängste

Angst ist eine grundlegende, stammesgeschichtlich herausgebildete Warn- und Schutzfunktion unseres Körpers. Sie treibt an zur aktiven oder passiven Vermeidung von Situationen, die für den Menschen bedrohlich oder sogar lebensgefährlich sein können.

Wie die Limette wirkt: Die Inhaltsstoffe der Limette wirken beruhigend und entspannend.

Was Sie tun können: Geben Sie Limettenöl in die Duftlampe (s. S. 83).

Anspannung, innere

Zu viel Arbeit, zu viele Belastungen, das Gefühl der Überforderung oder schwierige Zeiten können dazu führen, dass Sie innerlich angespannt sind und nicht mehr loslassen können.

Wie die Limette hilft: Die Inhaltsstoffe der Limette wirken entspannend und beruhigend.

Was Sie tun können: Verwenden Sie Limettenöl zur Kopfmassage (s. S. 83).

Depressive Verstimmungen

Depressive Verstimmungen sind Gefühlszustände, in denen Emotionen wie Traurigkeit und Niedergeschlagenheit über einen längeren Zeitraum vorherrschen. Die Betroffenen sind meist unfähig, Freude zu empfinden und aktiv zu werden. Auch die sogenannte Winterdepression gehört zu den depressiven Verstimmungen.

Wie die Limette hilft: Die Inhaltsstoffe der Limette wirken seelisch aufbauend und schenken neuen Mut.

Was Sie tun können: Geben Sie Limettenöl in die Duftlampe (s. S. 83).

Durchwärmung

In der kalten Jahreszeit oder im Übergang vom Sommer zum Herbst und vom Winter zum Frühjahr kommt es leicht zu Unterkühlungen. Vor allem durch kalte Füße entsteht schnell eine Erkältung.

Wie die Limette hilft: Die Inhaltsstoffe der Limette wirken durchwärmend und stärkend.

Was Sie tun können: Trinken Sie in der Grippezeit sowohl vorbeugend als auch wenn es sie erwischt hat Limetten-Ingwer-Tee (s. S. 82).

Entgiften und Entschlacken

Durch die Nahrung, die Luft und durch Umwelteinflüsse lagern sich im Körper Giftstoffe und Schlacken ab. Naturheilkundler empfehlen regelmäßige Entgiftungs-/Entschlackungskuren, bei denen Gifte, Schlacken und toxische Stoffwechselprodukte vom Körper ausgeschieden werden.

Wie die Limette hilft: Die Inhaltsstoffe der Limette kurbeln den Stoffwechsel an und fördern die Ausscheidung von Giften und Schlacken.

Was Sie tun können: Machen Sie regelmäßig im Frühjahr eine Limettenöl-Kur (s. S. 84).

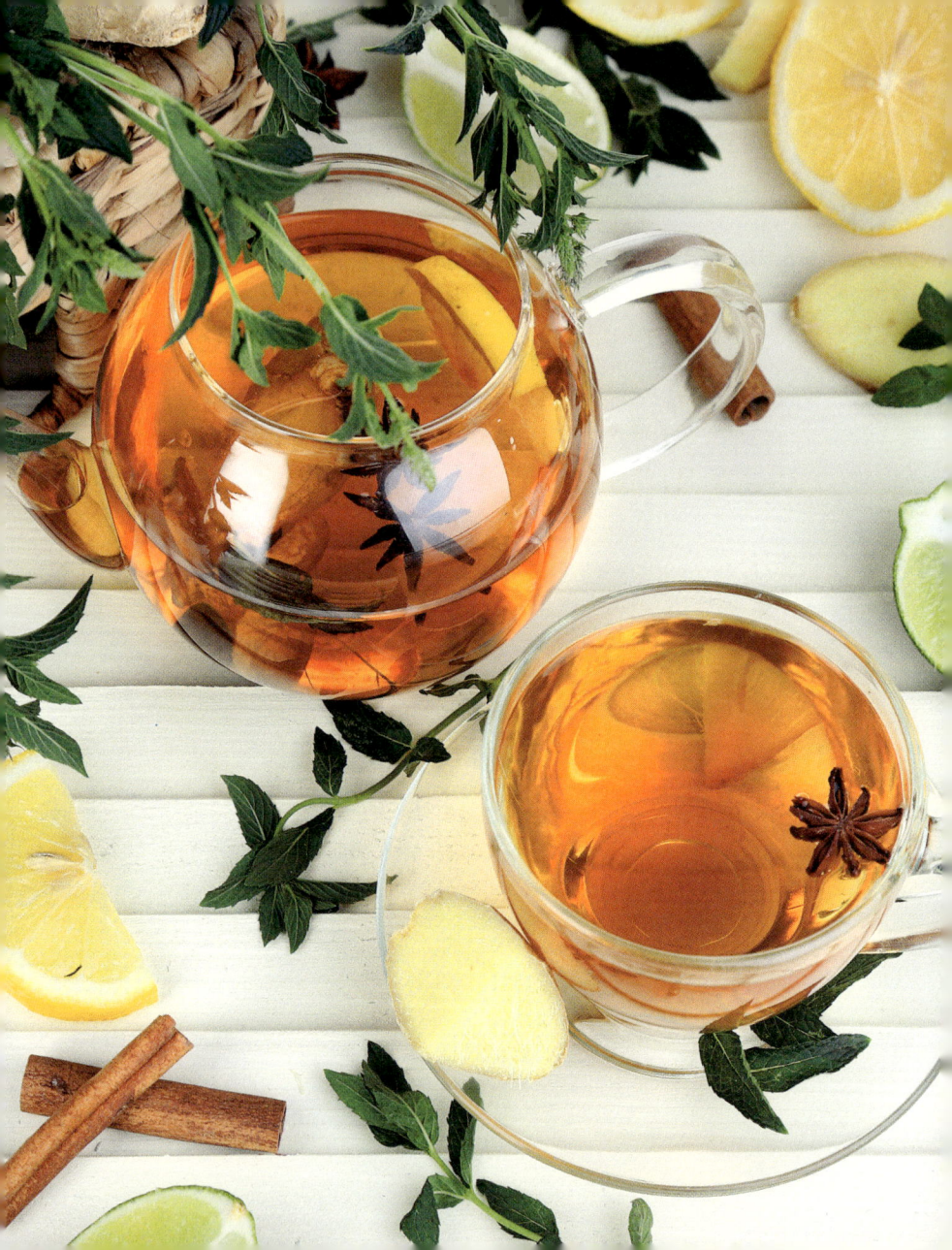

Erhöhte Ansteckungsgefahr

Während der Grippezeit, wenn Sie im Beruf viel Publikumsverkehr haben oder wenn Sie körperlich geschwächt sind, ist die Gefahr, an Infektionen zu erkranken, besonders hoch.

Wie die Limette hilft: Ihre Inhaltsstoffe wirken desinfizierend, reinigend und immunstärkend.

Was Sie tun können: Tragen Sie ein mit Limettenöl getränktes Taschentuch bei sich (s. S. 83).

Morgendliches Munterwerden

Manchen Menschen fällt es schwer, morgens »in die Gänge zu kommen«. Zum großen Teil ist es eine Frage der inneren Uhr, ob Sie gut oder schlecht aufstehen können. Für die Ursachen haben Forscher noch keine zufriedenstellende Erklärung gefunden.

Wie die Limette hilft: Die Inhaltsstoffe der Limette wirken belebend.

Was Sie tun können: Machen Sie morgens Limetten-Einreibungen (s. S. 82).

Rekonvaleszenz

Rekonvaleszenz bedeutet die schrittweise Wiederherstellung der Gesundheit nach längerer oder schwerer Krankheit.

Wie die Limette hilft: Die Inhaltsstoffe der Limette wirken kräftigend und aufbauend.

Was Sie tun können: Trinken Sie Limettenöl (s. S. 83).

9 Wenn man durchgefroren ist,
hilft ein Limetten-Ingwer-Tee.

Stress

Unter Stress versteht man Zeiten großer Belastung für den Körper und für die Psyche.

Wie die Limette hilft: Ihre Inhaltsstoffe wirken beruhigend und entspannend.

Was Sie tun können: Nehmen Sie ein Limetten-Ingwer-Bad (s. unten).

Heilrezepte mit der Limette

Limetten-Einreibung *als Muntermacher*

Wenn Sie morgens »schwer in die Gänge kommen«, reiben Sie sich nach dem Duschen mit einer Mischung aus 2 Tropfen Limettenöl und 1 Tropfen Rosengeranienöl auf 1 Esslöffel Mandelöl ein.

Limetten-Ingwer-Bad *bei Stress*

Geben Sie den frisch gepressten Saft einer Limette mit 2 Tropfen Ingweröl in ein Vollbad. Wenn Sie müde und abgespannt sind, schenkt dieses Bad Ihnen neue Energie.

Limetten-Ingwer-Tee *in Zeiten erhöhter Ansteckungsgefahr und zum Durchwärmen*

100 g Ingwer, geschält	1 l Wasser
3 Limetten	Honig
1 Sternanis	

Den Ingwer in dünne Scheiben schneiden. Die Limetten auspressen, den Saft auffangen. Ingwerscheiben und Limettensaft mit dem Sternanis 1 Minute im Wasser aufkochen, dann 5 Minuten ziehen lassen. Nach Bedarf mit Honig süßen.

Limetten-Kopfmassageöl *gegen Anspannung*
2 Tropfen Limettenöl, 1 Tropfen Douglasfichtenöl, 1 Tropfen Latschenkieferöl und 1 Tropfen Zedernöl in 50 ml Mandel- oder Jojobaöl geben und durch kräftiges Schütteln vermischen.
Mit je 1–2 Tropfen dieser Mischung sanft kreisend die Schläfen massieren.

Limettenöl *bei Ängsten und depressiven Verstimmungen*
Geben Sie 5–10 Tropfen Öl in eine Duftlampe.

Limettenöl *in Zeiten erhöhter Ansteckungsgefahr und für Räume mit Publikumsverkehr*
Geben Sie in der Grippezeit 1–2 Tropfen Limettenöl auf ein Taschentuch und schnuppern Sie häufig daran.
Geben Sie Limettenöl in die Duftlampe. Für einen 18-m²-Raum z. B. benötigen Sie 8 Tropfen.

Limettenöl *für die Rekonvaleszenz*
1–2 Tropfen Limettenöl in 1 Tasse lauwarmes Wasser geben. Morgens und abends einige Schlucke davon trinken, bis Sie sich wieder kräftiger fühlen.

Limettenöl-Kur *zur Entgiftung und Entschlackung*
Geben Sie 2–3 Tropfen ätherisches Limettenöl und 1 Teelöffel Honig in eine Tasse lauwarmes Wasser. Morgens auf nüchternen Magen trinken. Kurmäßig über 6 Wochen anwenden.

Limette-Sandelholz-Aloe-vera-Mischung *bei fettiger Haut*
4 Tropfen Limettenöl, 4 Tropfen Sandelholzöl und 1 Tropfen Lavendelöl in 30 ml Aloe-vera-Gel geben und vermischen. Mehrmals täglich auf die betroffenen Stellen auftragen.

Die Mandarine

Die Mandarine wirkt krampflösend, verdauungsanregend und wasserausleitend. Sie fördert die Durchblutung, strafft das Bindegewebe, kurbelt die Fettverbrennung an, normalisiert die Blutfettwerte und soll außerdem vor Diabetes schützen.

Die Mandarine in der Traditionellen Chinesischen Medizin (TCM)

Die Traditionelle Chinesische Medizin nutzt die erfrischend-kühlende Wirkung der Mandarine bei sogenannten hitzigen Prozessen: Fieber, Entzündungen, Hitzewallungen, aber auch bei trockener Haut/Schleimhaut und trockenem Husten.
Die Säure der Mandarine hilft laut TCM, die Säfte zu bewahren, d. h. der Kör-

per hat genug Flüssigkeit, um die für alle Körperfunktionen erforderlichen Säfte herzustellen (Blut, Speichel, Zellflüssigkeit etc.).

Achtung: Wenn Ihnen kalt ist oder Sie nach Kälteeinwirkung krank geworden sind, essen Sie keine Mandarine. In diesem Fall greifen Sie zu Nahrungsmitteln mit wärmenden Eigenschaften, wie z. B. Ingwer.

In der TCM werden nicht nur die Früchte, sondern auch die Schalen der Mandarine verwendet. Ihr Geschmack ist bitter und scharf, ihre Wirkung wärmend, weshalb sie vor allem für Verdauungsprobleme eingesetzt wird. Sie reguliert das Qi im Magen-Darm-Trakt, unterstützt die Verdauung, löst Krämpfe und Verspannungen und lindert Brechreiz und Übelkeit.

Die Mandarine in der Aromatherapie

Das ätherische Öl der Mandarinenschale ist in Rot und in Grün erhältlich. Das rote wird aus reifen Früchten hergestellt und riecht süßlich, das grüne wird aus unreifen Früchten hergestellt und riecht leicht herb. Die aromatherapeutischen Eigenschaften der beiden Öle sind fast identisch.

Achten Sie bei Mandarinenöl ganz besonders auf gute Qualität. Das ätherische Öl wird durch Kaltpressung der Schale gewonnen, in der sich bevorzugt Pestizide und andere Schadstoffe ablagern.

Das rote Öl eignet sich gut fürs Kinderzimmer und vor allem zur Bauchmassage. Einige Tropfen Öl rund um den Bauchnabel verteilen und im Uhrzeigersinn sanft kreisend einmassieren.

Mandarinen enthalten Anthranilsäureester, der stark sedierend wirkt. Daher ist Mandarinenöl das Mittel der Wahl bei Unruhe- und Angstzuständen.

Den Geruch von Mandarinen verbinden wir in erster Linie mit Weihnachten.

Dem Mandarinenöl wird nachgesagt, dass es die kindliche Energie in uns aufwecken und heilende Kräfte im Organismus in Gang bringen kann. Mandarinenöl gilt allgemein als Tonikum für das gesamte Verdauungssystem. Durch Regulierung der Gallenflüssigkeit unterstützt es den Abbau von Fetten.

In Frankreich gilt ätherisches Mandarinenöl als Kinderheilmittel. Es wird eingesetzt bei unruhigen Kindern und bei Magenverstimmungen.

Indikationen für die Mandarine

Nutzen Sie die positive Wirkung der Mandarine auf den Verdauungstrakt und auf die Psyche. (Kleine) Kinder reagieren besonders gut auf Heilanwendungen mit dieser Frucht.

Appetitlosigkeit
Mangel an Hungergefühl kann sowohl körperliche als auch psychische Ursachen haben.
Wie die Mandarine hilft: Die Inhaltsstoffe der Mandarine wirken appetitanregend.
Was Sie tun können: Trinken Sie Mandarinensaft (s. S. 92).

Bauchweh bei Kindern
Kinder leiden häufig an Bauchweh, nur selten steckt jedoch eine ernsthafte Erkrankung dahinter. In vielen Fällen verbergen sich hinter Bauchweh starke Emotionen wie Angst, Kummer oder Zorn, die das Kind überfordern.
Wie die Mandarine hilft: Die Inhaltsstoffe der Mandarine wirken beruhigend, entkrampfend und entspannend.

10 Der köstliche Saft von Mandarinen regt den Appetit an und fördert die Verdauung.

Was Sie tun können: Massieren Sie den Bauch Ihres Kindes mit Mandarinen-öl (s. S. 91).

Blutreinigung

»Das Blut muss rein gehalten werden«, wussten die Menschen schon vor Tausenden von Jahren. Die Liste der dafür verwendeten Heilmittel und Pflanzen ist lang. Vorrangig verantwortlich für die Blutreinigung sind die Nieren, die Abfall- und Stoffwechselprodukte sowie Giftstoffe aus dem Blut herausfiltern und über den Urin entsorgen.

Wie die Mandarine wirkt: Die Mandarine regt den Stoffwechsel an und hilft dem Körper, Giftstoffe auszuscheiden.

Was Sie tun können: Nehmen Sie Mandarinenöl ein (s. S. 92).

Erschöpfung

Hinter Erschöpfung kann immer auch eine Erkrankung stehen, häufiger ist sie jedoch die Folge von Überanstrengung oder anhaltender seelischer Belastung.

Wie die Mandarine hilft: Die Inhaltsstoffe der Mandarine wirken aufbauend, kräftigend und stabilisierend.

Was Sie tun können: Nehmen Sie Mandarinenöl ein (s. S. 92).

Husten

Husten stellt eine natürliche Abwehrreaktion des Körpers dar, mit der Bakterien und Fremdkörper ausgestoßen werden.

Wie die Mandarine hilft: Mandarinen wirken schleimlösend und stillen den Hustenreiz.

Was Sie tun können: Bereiten Sie sich Mandarinentrunk gegen Husten zu (s. S. 94).

Magen-Darm-Beschwerden

Die meisten Magen-Darm-Beschwerden sind lästig und unangenehm, aber harmlos. Sind sie jedoch nicht nach einigen Tagen wieder verschwunden, fragen Sie Ihren Arzt um Rat.

Wie die Mandarine hilft: Die Inhaltsstoffe der Mandarine wirken beruhigend und entkrampfend auf den Magen-Darm-Trakt.

Was Sie tun können: Nehmen Sie Mandarinenöl ein (s. S. 92).

Muskelkrämpfe

Das plötzliche Auftreten von Schmerzen zusammen mit einer Muskelkontraktion. Ursache ist häufig ein Mineralstoffmangel.

Wie die Mandarine hilft: Die Inhaltsstoffe der Mandarine wirken beruhigend, entspannend und entkrampfend auf die Muskulatur.

Was Sie tun können: Gönnen Sie sich ein Mandarinenölbad (s. S. 91). Nehmen Sie Mandarinenöl ein (s. S. 92).

Nervöse Beschwerden

Innere Unruhe, meist ausgelöst durch Aufregung oder Stress.

Wie die Mandarine hilft: Die Inhaltsstoffe der Mandarine wirken ausgleichend und beruhigend.

Was Sie tun können: Nehmen Sie Mandarinenöl ein (s. S. 92).

Schwangerschaftsstreifen

Diese physiologische Form von Dehnungsstreifen tritt bei über 70 % der Schwangeren auf.

Wie die Mandarine hilft: Die Inhaltsstoffe der Mandarine fördern die Durchblutung und kräftigen das Gewebe.

Was Sie tun können: Massieren Sie die betroffenen Stellen mit Mandarinenöl (s. S. 92).

Überanstrengung

Wie die Mandarine hilft: Die Inhaltsstoffe der Mandarine wirken aufbauend und regenerierend.

Was Sie tun können: Gönnen Sie sich ein Mandarinenölbad (s. S. 91). Nehmen Sie Mandarinenöl ein (s. S. 92).

Unruhige Babys

Wie die Mandarine hilft: Die Inhaltsstoffe der Mandarine wirken beruhigend, besänftigend und entspannend.

Was Sie tun können: Massieren Sie Ihrem Baby die Füße mit Mandarinenöl (s. S. 91).

Verspannungen

Fehl- oder Dauerbelastungen von Muskeln, Zugluft oder mangelnde Entspannung führen leicht zu schmerzhaften Muskelverspannungen.

Wie die Mandarine hilft: Die Inhaltsstoffe der Mandarine wirken entkrampfend, entspannend und durchblutungsfördernd.

Was Sie tun können: Nehmen Sie Mandarinenöl ein (s. S. 92).

Verstopfung (Obstipation)

Die Darmentleerung ist erschwert, unvollständig oder zu selten.

Wie die Mandarine hilft: Die Mandarine ist in China ein klassisches Mittel für Magen-Darm-Beschwerden.

Was Sie tun können: Trinken Sie Mandarinensaft (s. S. 92) und/oder Mandarinenschalentee (s. S. 93).

Heilrezepte mit der Mandarine

Mandarinen-Fußmassageöl *für unruhige Babys*

4 Tropfen Mandarinenöl mit 2 Tropfen Römische-Kamille-Öl in 30 ml süßes Mandelöl geben und gut vermischen. Mit dieser Mischung die Füße und Fußsohlen Ihres Babys sanft massieren.

Mandarinenöl *gegen Bauchweh bei Kindern*

2 Tropfen Mandarinen- auf 1 Esslöffel Mandelöl geben. Den Bauch des Kindes damit sanft im Uhrzeigersinn massieren.

Mandarinenölbad *bei Muskelkrämpfen und Überanstrengung*

10 Tropfen Mandarinenöl mit 5 Tropfen Geranienöl in einer Tasse Milch vermischen. Diese Mischung ins Badewasser geben. Badetemperatur: 35–38 °C, Badedauer: maximal 20 Minuten.

Mandarinenöl *für gute Laune*

Geben Sie 8 Tropfen Mandarinenöl und 3 Tropfen Orangenblütenöl (Neroli) in 15 ml Mandelöl. Massieren Sie mit wenigen Tropfen dieser Mischung Ihren Nacken, gleich unterhalb des Haaransatzes.

Mandarinenöl *zur Blutreinigung, bei Erschöpfung, zur Harmonisierung des Verdauungstraktes, bei nervösen Beschwerden und Verspannungen*

Maximal 5 Tropfen Mandarinenöl mit einem Teelöffel Honig in eine Tasse lauwarmes Wasser oder Tee geben. Dreimal täglich einige Schlucke davon trinken.

Mandarinenöl *zur Vorbeugung von Schwangerschaftsstreifen*

Rezeptvariante 1:

Auf eine halbe Tasse Trägeröl (z. B. Mandelöl) 50 Tropfen Mandarinenöl geben. Mit dieser Mischung einmal täglich den Bauch sanft massieren.

Rezeptvariante 2:

40 ml Mandelöl und 10 ml Weizenkeimöl vermischen. 5 Tropfen Mandarinen-, 10 Tropfen Lavendel- und 5 Tropfen Neroliöl dazugeben. Bis zu dreimal täglich den Bauch damit massieren.

Mandarinensaft *zur Appetitanregung und zur Förderung der Verdauung*

Legen Sie sich in der Mandarinensaison im Herbst und Winter einen Vorrat an Mandarinen zu. Für die Saftherstellung empfiehlt sich folgendes Vorgehen: Die Früchte abschälen und die einzelnen Stücke in den Entsafter geben. Wenn der Saft nicht bitter schmecken soll, entfernen Sie beim Schälen gründlich die weißen Häutchen. Den Saft einmal aufkochen, in sterilisierte Flaschen abfüllen und diese sofort verschließen. Die Haltbarkeit im Kühlschrank beträgt etwa vier Wochen.

Achtung: Die benutzten Geräte und Gegenstände müssen sehr sorgfältig sterilisiert sein, sonst verdirbt der Saft.

Mandarinenschalentee *bei Verdauungsproblemen*

Kaufen Sie den Tee am besten in einem Geschäft für Traditionelle Chinesische Medizin (TCM). Wenn das nicht möglich ist, können Sie auch selbst welchen herstellen. Nehmen Sie dazu unbedingt unbehandelte Mandarinen.

Den Backofen auf 50 °C vorheizen. Eine kleine Menge Mandarinenschalen auf einem Backblech ausbreiten. Mindestens 24 Stunden, besser noch länger trocknen lassen. Die getrockneten Schalen in gut schließenden Gläsern aufbewahren und dunkel und kühl lagern. Bei Bedarf 1–2 Teelöffel davon mit 200 ml kochendem Wasser übergießen, 10 Minuten ziehen lassen, die Schalen entfernen und den Tee in kleinen Schlucken trinken.

Achtung: Mandarinenschalen haben eine intensive Heilwirkung. Trinken Sie diesen Tee nur gelegentlich und nur bei akuten Beschwerden. Wenn Sie an starkem Durst oder an Sodbrennen leiden (Beschwerden, die durch Hitze im Körper hervorgerufen werden), verzichten Sie bitte darauf. Mandarinenschalen verstärken diese Hitze noch. Bei chronischen Beschwerden wenden Sie sich bitte an einen erfahrenen Arzt für Traditionelle Chinesische Medizin.

Mandarinentrunk *gegen Husten*

Auch dies ist ein Rezept aus der Traditionellen Chinesischen Medizin.

1 Birne	300–400 ml Wasser
2 unbehandelte Mandarinen	15 Stücke Kandiszucker

Die Birne schälen und klein schneiden. Zusammen mit dem ebenfalls klein geschnittenen Fruchtfleisch und den Schalen der beiden Mandarinen in einen Topf geben, mit dem Wasser übergießen, sodass die Früchte gut bedeckt sind. Gegebenenfalls noch etwas Wasser hinzufügen. Zusammen mit dem Kandiszucker 15 Minuten kochen lassen.

Früchte und Sud in zwei Portionen einteilen. Nehmen Sie pro Tag eine Portion zu sich, jeweils 30–40 Minuten nach dem Essen.

Mandarinenöl *zum Aromatisieren von Speisen*
Mandarinenöl verleiht Speisen einen angenehm fruchtigen Geschmack. Geben Sie 3–5 Tropfen hochwertiges ätherisches Mandarinenöl z. B. an Joghurtspeisen, Vanillepudding, Waffelteig, Fisch- oder Fleischgerichte.
Achtung: Bitte nicht mehr als 5 Tropfen verwenden: Ätherische Öle würzen um ein Vielfaches stärker als Trockengewürze. Wenn Sie Mandarinenöl an warme Speisen geben, kochen Sie diese danach nicht noch einmal auf.

Mandarinenöl *zum Desinfizieren von Arbeitsflächen*
Geben Sie 1–2 Tropfen ätherisches Mandarinenöl auf ein feuchtes Tuch und wischen Sie damit über die Arbeitsflächen z. B. Ihrer Küche.

Die Orange

Getrocknete Orangenschale hilft bei Verdauungsproblemen und wird zur Appetitanregung eingesetzt. Sie wird auch häufig Teemischungen beigegeben, um deren Aroma zu verfeinern.
Bei Arthritis und Asthma sollen Orangen lindernd wirken. Nach Fieber, Infekten oder Durchfall helfen sie, schneller wieder gesund zu werden. Auch gegen Frühjahrsmüdigkeit werden sie eingesetzt. Außerdem verlangsamen sie den Alterungsprozess und fördern ein schönes Hautbild.
Das aus der Schale gewonnene Orangenöl wirkt beruhigend und ausgleichend; es entspannt die glatte Muskulatur. Das Öl wird für Duftlampen, zur Massage, als Badeöl und als Zusatz in Gesichtsölen verwendet. Besonders hilfreich ist es bei Hautproblemen.

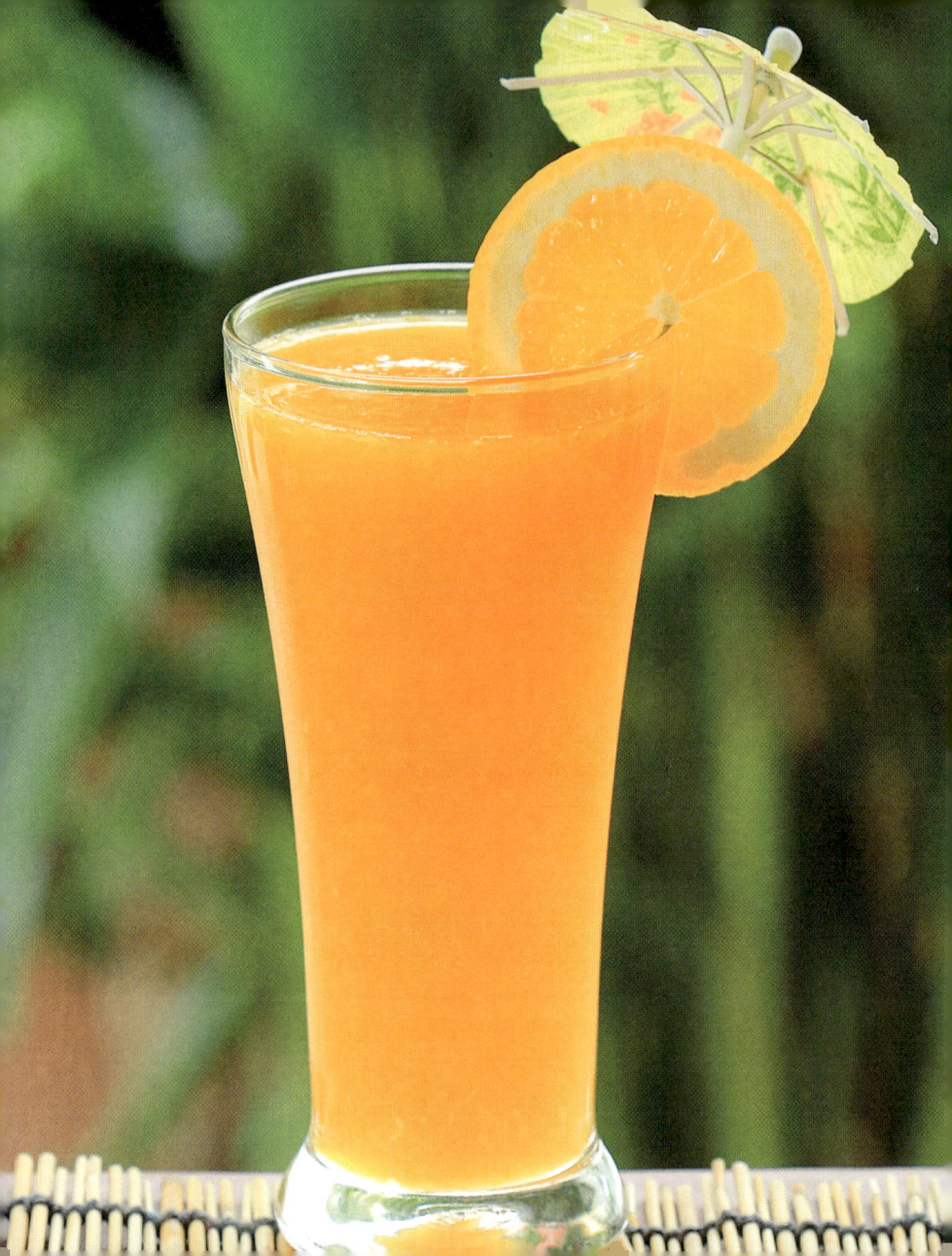

Keine Angst übrigens vor der Säure! Ein großer Teil der Säure in reifen Orangen wird in leicht verdaulichen Zucker umgewandelt, was die Frucht besonders nahrhaft macht.

Achtung: Trinken Sie frisch gepressten Orangensaft nicht zusammen mit Kaffee. Die Gerbstoffe im Kaffee blockieren die Aufnahme von Vitamin C. Außerdem sollte frisch gepresster Saft möglichst sofort getrunken werden, da der Vitamin-C-Gehalt innerhalb weniger Stunden rapide abnimmt.

Indikationen für die Orange

Appetitlosigkeit
Ein Mangel an Hungergefühl kann sowohl körperliche als auch psychische Ursachen haben.
Wie die Orange hilft: Die Inhaltsstoffe der Orange regen den Appetit an.
Was Sie tun können: Trinken Sie Tee mit getrockneten Orangenschalen (s. S. 101).

Einschlafprobleme
Einschlafprobleme sind die häufigste Form der Schlafstörungen. In der Regel ist auch das Durchschlafen gestört.
Wie die Orange hilft: Die Inhaltsstoffe der Orange wirken beruhigend.
Was Sie tun können: Trinken Sie Orangenblütentee (s. S. 104).
Nehmen Sie Orangenblütenöl auf Zucker (s. S. 104).

*11 Trinken Sie Ihren Orangensaft immer frisch
gepresst, sein Vitamin-C-Gehalt nimmt schnell ab.*

Erbrechen

Eine Reizung des Brechzentrums im Hirnstamm löst Übelkeit und Erbrechen aus.

Wie die Orange wirkt: Die Inhaltsstoffe der Orange wirken beruhigend und entkrampfend.

Was Sie tun können: Trinken Sie Orangenblütentee (s. S. 103).

Erkältungskrankheiten

Dabei handelt es sich um stark ansteckende Infektionen der oberen Luftwege, ausgelöst vor allem durch Rhinoviren.

Wie die Orange hilft: Die Inhaltsstoffe der Orange wirken entzündungshemmend.

Was Sie tun können: Trinken Sie heißen Orangensaft (s. S. 101).

Herpes simplex

Man unterscheidet den Herpes labialis, bekannt als Fieberbläschen an der Lippe, und den Herpes genitalis, eine Herpesinfektion der Geschlechtsorgane. Das Virus wird durch Tröpfcheninfektion, Küssen und Sexualkontakte übertragen. Die Behandlung kann sehr langwierig sein. Bei vielen Menschen tritt der Herpes immer wieder auf.

Wie die Orange hilft: Die Inhaltsstoffe der Orange wirken abwehrstärkend.

Was Sie tun können: Trinken Sie regelmäßig Orangensaft (s. S. 103).

Herzklopfen

Eine erhöhte Schlagtätigkeit des Herzens kann unterschiedliche Auslöser haben, wie z. B. hoher oder niedriger Blutdruck, Unterzuckerung oder eine Schilddrüsenüberfunktion.

Wie die Orange hilft: Die Inhaltsstoffe der Orange wirken beruhigend und entkrampfend.

Was Sie tun können: Trinken Sie Orangenblüten-Hornklee-Tee (s. S. 101) oder Orangenöl (s. S. 103).

Luftschlucken (Aerophagie)

Dazu kommt es z. B. durch hastiges Hinunterschlucken von Speisen, durch »Herunterkippen« von Getränken, die Aufnahme kohlensäurehaltiger Getränke oder beim Kaugummikauen.

Wie die Orange hilft: Die Inhaltsstoffe der Orange wirken beruhigend und entspannend.

Was Sie tun können: Trinken Sie Orangenblütentee (s. S. 103).

Nervosität

Äußert sich in innerer Unruhe, ausgelöst durch Anspannung oder Stress.

Wie die Orange hilft: Die Inhaltsstoffe der Orange wirken beruhigend und entspannend.

Was Sie tun können: Trinken Sie Orangenblüten-Baldrian-Tee (s. S. 103) oder Orangenblüten-Lindenblüten-Brombeerblätter-Tee (s. S. 103).

Neuralgien

Neuralgien sind gekennzeichnet durch schneidende Schmerzen an den äußeren Nervenenden. Bekannte Formen der Neuralgie sind die Gürtelrose und die Trigeminusneuralgie.

Wie die Orange hilft: Die Inhaltsstoffe der Orange wirken beruhigend und schmerzlindernd.

Was Sie tun können: Trinken Sie Orangenblättertee (s. S. 101).

Schlaflosigkeit

Die meisten von Schlafproblemen betroffenen Menschen leiden an einer Insomnie, d. h. sie haben Schwierigkeiten einzuschlafen, wachen nachts häufig auf und liegen längere Zeit wach – mit dem Ergebnis, dass sie am Morgen nicht ausgeruht sind.

Wie die Orange hilft: Die Inhaltsstoffe der Orange wirken beruhigend und entspannend.

Was Sie tun können: Trinken Sie Orangenblütentee (s. S. 104).

Verdauungsbeschwerden

Die meisten Verdauungsbeschwerden wie Sodbrennen, Magendrücken und Blähungen sind lästig und unangenehm, aber harmlos. Sind sie jedoch nicht nach einigen Tagen wieder verschwunden, fragen Sie Ihren Arzt um Rat.

Wie die Orange wirkt: Die Inhaltsstoffe der Orange wirken beruhigend und harmonisierend auf den Verdauungstrakt.

Was Sie tun können: Trinken Sie Tee mit getrockneter Orangenschale (s. S. 101).

Heilrezepte mit Orange

Getrocknete Orangenschale *bei Appetitlosigkeit und Verdauungs-
beschwerden.*
Achtung: Verwenden Sie nur die Schale von unbehandelten Früchten. Eine
Tagesdosis von 10–15 g sollte nicht überschritten werden.
Gießen Sie 1–2 Esslöffel getrocknete Schale mit 200 ml heißem Wasser auf,
2–3 Minuten ziehen lassen, in kleinen Schlucken trinken.

Heißer Orangensaft *bei Erkältung*
200 ml Saft einer frisch ausgepressten, unbehandelten Orange oder 200 ml
Orangensaft (100 % Fruchtgehalt, mit Fruchtfleisch) erhitzen, nicht kochen!
Einen Schuss Zitronensaft und nach Belieben etwas Honig hinzugeben, umrühren. Möglichst heiß trinken.

Orangenblättertee bei *Neuralgien*
10 g Orangenblätter in 1 l kochendes Wasser geben, 10 Minuten ziehen
lassen, abseihen. Bis zu dreimal täglich eine Tasse davon trinken, bis die
Schmerzen nachlassen.

Orangenblüten-Hornklee-Tee *bei Herzklopfen*
30 g Blüten des Gemeinen Hornklees mit 10 g Orangenblüten mischen.
1 l kochendes Wasser darübergießen, 10 Minuten ziehen lassen. Bei Bedarf
eine Tasse davon trinken.

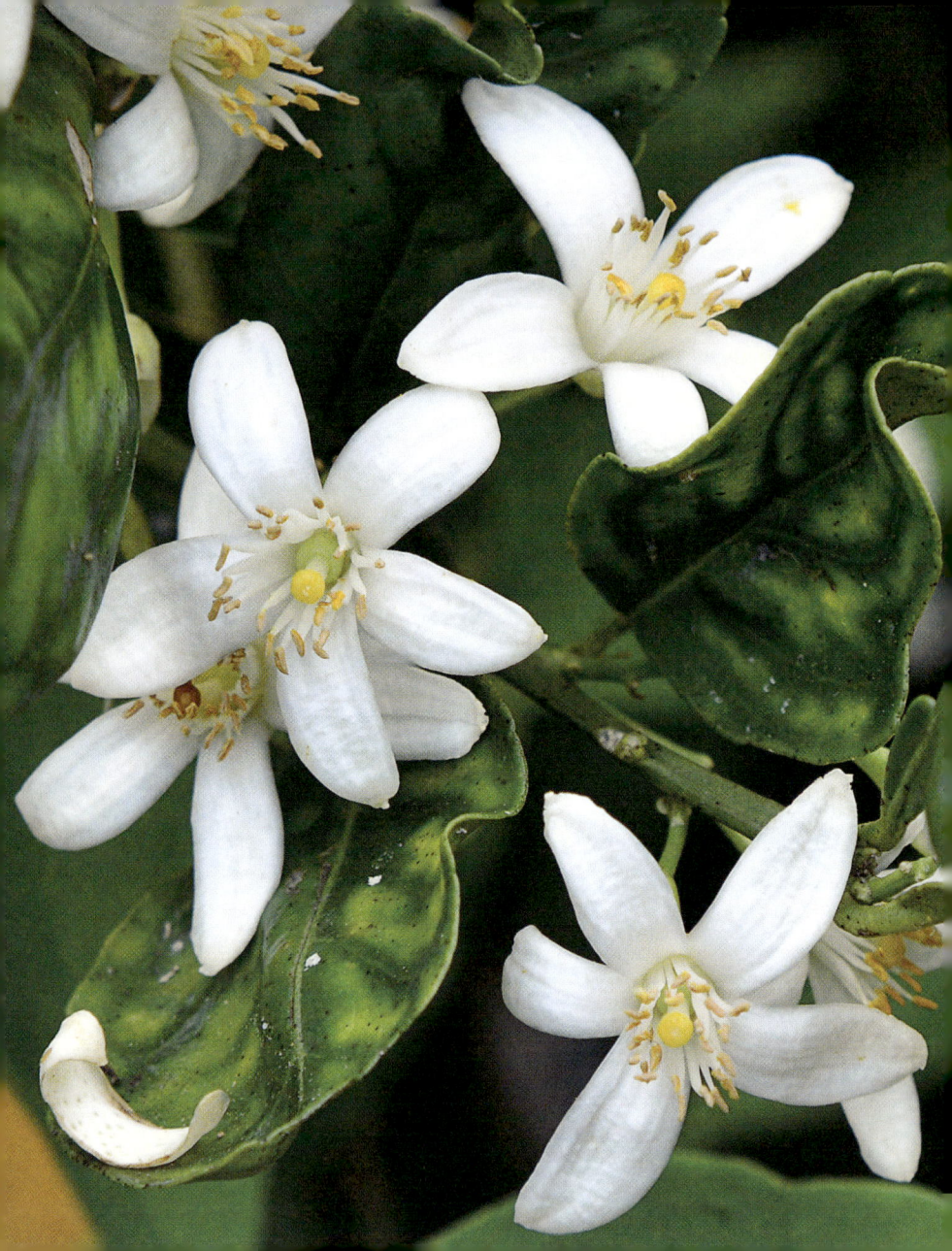

Orangenblütentee *bei Erbrechen*

50 g Orangenblüten in 1 l kochendes Wasser geben, 10 Minuten ziehen lassen, abseihen. Bei Bedarf eine Tasse davon trinken.

Orangenblütentee *bei Luftschlucken*

10 g Orangenblüten in 1 l kochendes Wasser geben. 10 Minuten ziehen lassen, abseihen. Zu den Mahlzeiten trinken.

Orangenöl *gegen Herzklopfen*

2–3 Tropfen Orangenöl in eine Tasse lauwarmes Wasser geben und mit einem Teelöffel Honig süßen. Bei Bedarf einige Schlucke davon trinken.

Orangensaft *gegen Herpes*

Trinken Sie einmal täglich den Saft von drei frisch gepressten Orangen. Eventuell noch eine Lysin-Tablette (Apotheke) darin auflösen. Lysin ist eine Aminosäure, die unterstützend gegen Herpes wirkt.

Orangenblüten-Baldrian-Tee *bei Nervosität*

15 g Orangenblüten und 15 g Baldrianwurzel in 1 l kochendes Wasser geben, 5 Minuten ziehen lassen, abseihen. Möglichst heiß trinken.

Orangenblüten-Lindenblüten-Brombeerblätter-Tee
zur Beruhigung

Eine kleine Handvoll Orangenblüten- und Lindenblütenblätter mit 2–3 Brombeerblättern in einen Teefilter geben und mit 400 ml heißem Wasser übergießen. 5 Minuten ziehen lassen, abseihen. Den Tee mit Honig, Kandis-

12 Orangenblüten sind nicht nur ein wohltuender Anblick, als Tee wirken sie auch schmerzlindernd und schlaffördernd.

zucker oder Brombeersirup süßen, dann Saft und Schale einer Bioorange dazugeben. Möglichst heiß trinken.

Orangenblütenöl *zum Einschlafen*

Geben Sie ein paar Tropfen des Öls auf einen Zuckerwürfel. So haben Sie ein süßes, angenehm duftendes und beruhigendes Betthupferl.

Orangenblütentee *zur Beruhigung und bei Schlaflosigkeit*

1–2 g Orangenblüten mit ¼ l siedendem Wasser übergießen, 15 Minuten ziehen lassen, abseihen. Abends 1–2 Tassen davon möglichst heiß trinken.

Orangenblüten-Spray *für heiße Tage*

Orangenblütenwasser erhalten Sie in der Apotheke oder im Feinkostladen (bei den Backzutaten).

100 ml Orangenblütenwasser in eine sterilisierte Glasflasche mit Sprühvorrichtung füllen. Bei Bedarf einige Sprühstöße auf den Körper oder in den Raum geben.

Die Pampelmuse

Die Pampelmuse wirkt adstringierend, blutreinigend, durchblutungsfördernd, erfrischend und harmonisierend auf Leber und Galle.

Ätherisches Pampelmusenöl riecht spritzig und hat eine leicht euphorisierende Wirkung. Wenn Sie sich niedergeschlagen und lustlos fühlen, wirkt es hervorragend, vor allem bei leichten Winterdepressionen. Der Duft schenkt

Ihnen neue Lebensfreude, Leichtigkeit und Vitalität und die Lust auf neue Erfahrungen und Veränderungen.

Die Pampelmuse hilft Ihnen darüber hinaus, den Stoffwechsel und den Säure-Basen-Haushalt Ihres Körpers ins Gleichgewicht zu bringen und schenkt Ihnen neue Kraft.

Achtung: Für Pampelmusen gilt derselbe Warnhinweis wie für Grapefruits (s. Kasten S. 70).

Indikationen für die Pampelmuse

Energiemangel
Zu den Ursachen für Energiemangel zählen u. a. Stress, Erschöpfung, Schlafstörungen, Depressionen, Leberkrankheiten, Schilddrüsenunterfunktion.
Wie die Pampelmuse wirkt: Die Inhaltsstoffe der Pampelmuse wirken entgiftend und belebend.
Was Sie tun können: Genießen Sie einen Bananen-Pampelmusen-Erdbeer-Smoothie (s. S. 106).

Säure-Basen-Gleichgewicht
Beim Säure-Basen-Haushalt handelt es sich um einen physiologischen Regelkreis, der den pH-Wert des Blutes in einem relativ konstanten Bereich hält. Ein Ungleichgewicht kann zu gesundheitlichen Störungen führen.
Wie die Pampelmuse wirkt: Die Pampelmuse wirkt im Körper basisch.
Was Sie tun können: Trinken Sie Pampelmusen-Karotten-Trunk (s. S. 107).

Stoffwechselanregung

Unter dem Wort Stoffwechsel sind sämtliche biochemischen Abläufe innerhalb der Zellen zusammengefasst. Bei Störungen im Stoffwechsel funktioniert die Verwertung der Nahrung nicht optimal und die für den Körper wichtigen Substanzen kommen nicht dort an, wo sie gebraucht werden.

Wie die Pampelmuse wirkt: Die Inhaltsstoffe der Pampelmuse wirken stoffwechselanregend.

Was Sie tun können: Trinken Sie grünen Tee mit Pampelmusensaft (s. unten).

Heilrezepte mit Pampelmuse

Grüner Tee mit Pampelmusensaft *zur Stoffwechselanregung*

Für 4 Portionen

500 ml grüner Tee

Honig

500 ml Pampelmusensaft, frisch gepresst

Eiswürfel

Zitronenmelisse zum Garnieren

Den grünen Tee nach Packungsanweisung zubereiten. Nach Wunsch mit Honig süßen. Pampelmusensaft hinzugeben. Eiswürfel in 4 Gläser geben, mit dem Tee auffüllen. Mit Zitronenmelisse dekorieren.

Pampelmusen-Bananen-Erdbeer-Smoothie *für neue Energie*

2 Bananen

200 g Erdbeeren

800 g Pampelmusen-Fruchtfleisch

200 ml Pampelmusensaft,
frisch gepresst
300 g Vanillejoghurt

2 EL zarte Haferflocken
2 EL flüssigen Honig

Die Bananen schälen und klein schneiden, die Erdbeeren putzen und waschen. Pampelmusen-Fruchtfleisch, Pampelmusensaft, Bananenstücke und Erdbeeren in den Mixer geben und pürieren. Joghurt, Haferflocken und Honig hinzufügen. Noch einmal kräftig vermischen. Gekühlt servieren.

Pampelmusen-Karotten-Trunk *für das Säure-Basen-Gleichgewicht*
1 Pampelmuse und 2 Karotten schälen und in den Entsafter geben. Den Saft in ein Glas gießen und mit 100 ml stillem Wasser auffüllen. Nach Belieben Eiswürfel zugeben. Mit Minzeblättern dekorieren.

Die Pomelo

Achtung: Für Pomelos gilt derselbe Warnhinweis wie für Grapefruits (s. Kasten S. 70).

Indikationen für die Pomelo

Allergien
Allergien sind übermäßige Abwehrreaktionen des Körpers auf an sich harmlose Stoffe in der Umwelt, wie z. B. Pollen, Tierhaare oder Nahrungsmittelbestandteile.

Wie die Pomelo wirkt: Die Pomelo hat einen beträchtlichen Gehalt an Bioflavonoiden.

Was Sie tun können: Wenn Sie an einer allergischen Erkrankung leiden, essen Sie möglichst mehrmals in der Woche rohes Pomelo-Fruchtfleisch.

Kreislaufbeschwerden

Kreislaufschwäche ist die Folgeerscheinung eines zu niedrigen Blutdrucks. Typische Merkmale sind Schwindel, Schweißausbrüche, Übelkeit, Herzrasen, Ohrensausen und Schwarzwerden vor den Augen.

Wie die Pomelo wirkt: Die Inhaltsstoffe der Pomelo wirken stabilisierend auf den Blutdruck.

Was Sie tun können: Trinken Sie Pomelosaft (s. S. 111).

Regeneration

Als Regeneration bezeichnet man die Wiederherstellung der Gesundheit nach Unfall oder Krankheit sowie die Wiederherstellung von geschädigtem Gewebe bzw. eines Organs durch die Neubildung von Zellen.

Wie die Pomelo wirkt: Die Pomelo enthält viel Kalium, das zur Aufrechterhaltung aller lebenswichtigen physiologischen Prozesse in den Zellen benötigt wird.

Was Sie tun können: Essen Sie während des Regenerationsprozesses regelmäßig Pomelo.

*13 Pomelos sind die richtige Wahl bei Allergien,
Stoffwechselproblemen und Kreislaufstörungen.*

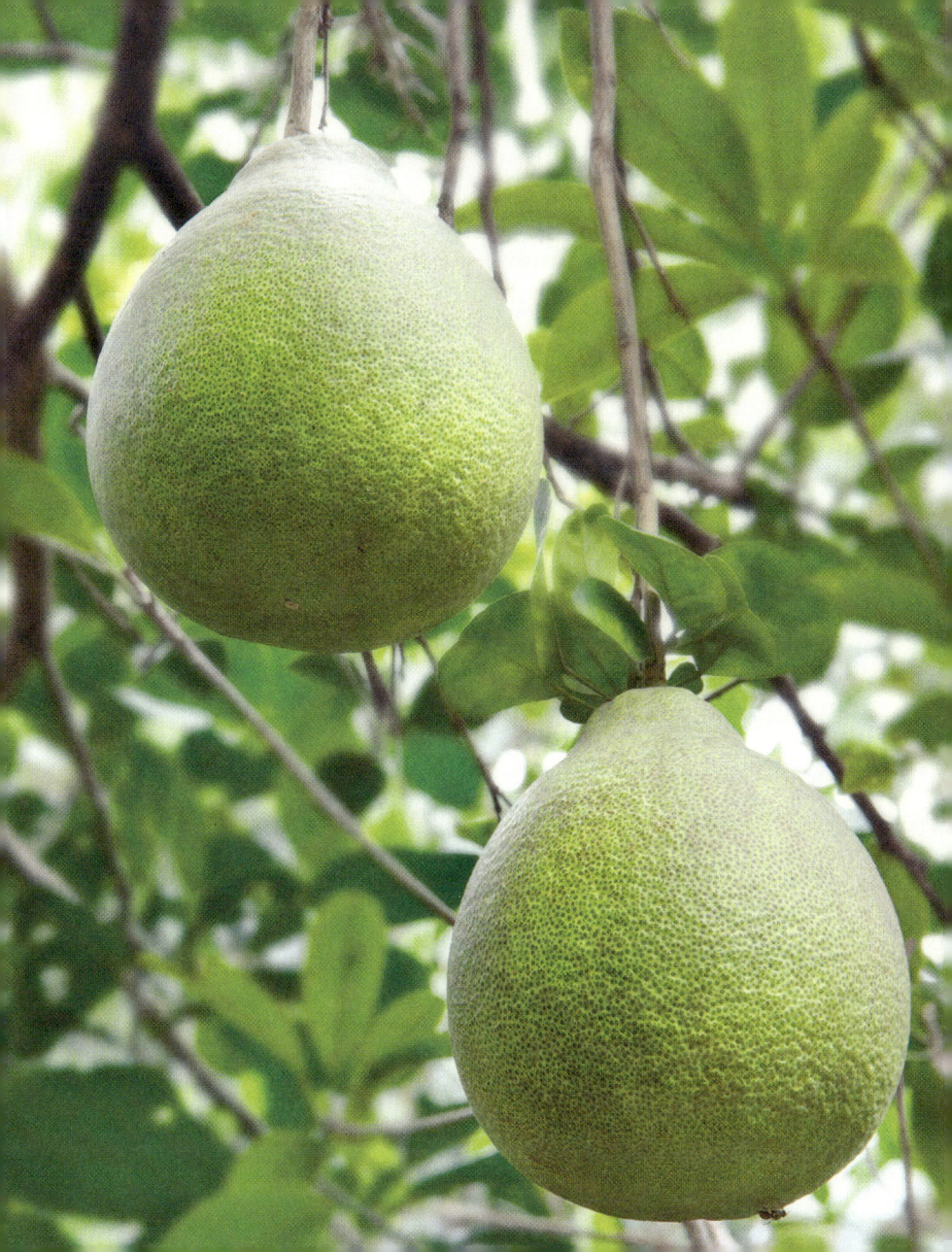

Stoffwechselanregung

Unter dem Wort Stoffwechsel sind sämtliche biochemischen Abläufe innerhalb der Zellen zusammengefasst. Bei Störungen im Stoffwechsel funktioniert die Verwertung der Nahrung nicht optimal und die für den Körper wichtigen Substanzen kommen nicht dort an, wo sie gebraucht werden.

Wie die Pomelo wirkt: Die Inhaltsstoffe der Pomelo wirken anregend auf alle Stoffwechselvorgänge.

Was Sie tun können: Bereiten Sie sich einen Pomelotrunk zu (s. S. 111).

Verdauungsbeschwerden

Die meisten Verdauungsbeschwerden wie Sodbrennen, Magendrücken und Blähungen sind lästig und unangenehm, aber harmlos. Sind sie jedoch nicht nach einigen Tagen wieder verschwunden, fragen Sie Ihren Arzt um Rat.

Wie die Pomelo wirkt: Die Inhaltsstoffe der Pomelo wirken verdauungsfördernd und harmonisierend auf den Magen-Darm-Trakt.

Was Sie tun können: Trinken Sie Pomelosaft (s. S. 111).

Heilrezepte mit der Pomelo

Pomelo-Bananen-Smoothie *für die Regeneration*

2 Pomelos	4 TL Honig
2 Bananen	Zimt
300 ml Buttermilch	Kapstachelbeeren zum Garnieren

Die Pomelos halbieren und auspressen. Von einer Banane vier Scheiben mit Schale beiseitelegen. Restliche Bananen schälen und grob zerkleinern. Ba-

nanenstücke, Pomelosaft, Buttermilch und Honig im Mixer pürieren, mit
Zimt abschmecken. Mit Kapstachelbeeren und Bananenscheiben garniert
servieren.

Pomelosaft *zur Kreislaufanregung und zur Förderung der Verdauung*
Eine Pomelo halbieren und die Hälften mithilfe einer Zitruspresse oder – in
Stücke geschnitten – im Entsafter auspressen.

Pomelotrunk *für den Stoffwechsel*
Für 2 Portionen

120 ml Wasser	½ TL weißer Pfeffer aus der Mühle
100 g Zucker	½ TL schwarzes Salz (Kala Namak;
1 große reife Pomelo	im Gewürzfachhandel erhältlich)

Wasser und Zucker bei mittlerer Hitze zu Sirup einkochen lassen. Die Pomelo schälen und das Fruchtfleisch durch ein Sieb pressen, den Saft auffangen. Den Zuckersirup hinzufügen, mit dem Pfeffer und dem Salz würzen. Alles gut durchmischen, abseihen. Vor dem Servieren im Gefrierfach kühlen.

Die Zitrone

Die Zitrone ist sehr vielseitig verwendbar: Sie aktiviert den Kalziumstoffwechsel, regt die Magensäureproduktion an, stärkt die Bauchspeicheldrüse,
beugt Herzerkrankungen vor, stärkt Arterien und Venen, schützt vor Nieren-
steinen, senkt die Blutfettwerte und die Harnsäurewerte, kräftigt Bindege-

webe, Haare und Nägel, verbessert die Eisenverwertung für die Zellatmung und den Eiweißstatus im Körper.

Die Zitrone lässt sich wegen ihrer adstringierenden, antibakteriellen, antiviralen, durchblutungsfördernden, krampflösenden und schmerzlindernden Wirkung gegen zahlreiche Beschwerden einsetzen.

Was die wenigsten Menschen wissen: Trotz ihres hohen Säureanteils wirkt die Zitrone im Körper basenbildend, kann also z. B. gut gegen Sodbrennen und Magenübersäuerung eingesetzt werden.

Wenn Sie geistig arbeiten, nutzen Sie die konzentrationsfördernde und geistig erfrischende Wirkung des ätherischen Öls.

> Bei einem Kater ist frisch gepresster Zitronensaft ein ideales Mittel, um sich wieder besser zu fühlen.

Indikationen für die Zitrone

Aphthen
Dabei handelt es sich um schmerzhafte, entzündungsbedingte Bläschen, die durch eine Verletzung von Zahnfleisch, Schleimhaut oder der Zunge entstehen.

Wie die Zitrone hilft: Die Inhaltsstoffe der Zitrone wirken desinfizierend, entzündungshemmend und fördern die Abheilung der Bläschen.

Was Sie tun können: Betupfen Sie die Bläschen mit verdünntem Zitronensaft (s. S. 120).

Blutzirkulation

Als Blutkreislauf bezeichnet man das Strömungssystem des Blutes, das vom Herzen und einem Netz aus Blutgefäßen gebildet wird. Das Blut fließt relativ gleichmäßig durch den gesamten Körper. Störungen der Blutzirkulation entstehen u. a. durch Arterienverkalkung, die zu Ablagerungen von Bindegewebe, Blutfetten und Blutpfropfen in den Gefäßwänden führt.

Wie die Zitrone hilft: Die Inhaltsstoffe der Zitrone gelten als Venen- und Arterienputzer.

Was Sie tun können: Trinken Sie frisch gepressten Zitronensaft (s. S. 120).

Cellulite

Besser bekannt als Orangenhaut. Sie tritt fast nur bei Frauen auf, weil deren Bindegewebe nicht so fest ist wie das von Männern. Die Cellulite zeigt sich in Form von Dellen in der Haut, vorwiegend an Oberschenkeln, Oberarmen, am Gesäß und an den Hüften.

Wie die Zitrone hilft: Die Inhaltsstoffe der Zitrone fördern die Durchblutung und regen den Lymphfluss an.

Was Sie tun können: Nehmen Sie ein Zitronensaft-Bad (s. S. 125).

Erbrechen

Eine Reizung des Brechzentrums im Hirnstamm löst Übelkeit und Erbrechen aus.

Wie die Zitrone hilft: Die Inhaltsstoffe der Zitrone wirken brechreizstillend.

Was Sie tun können: Trinken Sie Zitronentee (s. S. 121).

Erhöhter Cholesterinspiegel

Erhöhte Cholesterinwerte stellen ein Risiko für Herz-Kreislauf-Erkrankungen dar. Die Blutgefäße können verstopfen, die Sauerstoff- und Nährstoffzufuhr zum Gehirn und zum Herzen verschlechtert sich.

Der Hauptanteil an Cholesterin wird vom Körper selbst produziert, die Ernährung hat jedoch Einfluss auf die Werte.

Man unterscheidet »gutes« LDL-Cholesterin (Low Density Lipoproteine) und »schlechtes« HDL-Cholesterin (High Density Lipoproteine).

Wie die Zitrone hilft: Die Inhaltsstoffe der Zitrone wirken cholesterinsenkend.

Was Sie tun können: Machen Sie eine Zitronensaft-Kur (s. S. 122).

Grippe

Dabei handelt es sich um eine Infektion mit Influenzaviren. Die Viren befallen die Schleimhäute der Atemwege und ermöglichen so das Eindringen von Giftstoffen und Bakterien in den Körper. Zu den Symptomen der Grippe gehören ein ausgeprägtes Krankheitsgefühl im ganzen Körper, Kopf- und Gliederschmerzen, Schnupfen und hohes Fieber bis 40 °C.

Wie die Zitrone vorbeugend hilft: Die Inhaltsstoffe der Zitrone wirken antibakteriell, antiviral und immunstärkend.

Was Sie vorbeugend tun können: Trinken Sie Zitronen-Möhren-Saft (s. S. 120).

Wie die Zitrone im akuten Fall hilft: Die Inhaltsstoffe der Zitrone wirken antibakteriell, antiviral und entzündungshemmend. Sie helfen, das Fieber zu senken, lindern Schmerzen und fördern die Genesung.

Was Sie im akuten Fall tun können: Bereiten Sie sich einen Zitrusfrüchtetrunk zu (s. S. 122) oder trinken Sie Zitronen-Thymian-Tee (s. S. 121).

14 Kurmäßig getrunken hilft Zitronensaft, einen hohen Cholesterinspiegel auf natürliche Weise zu senken.

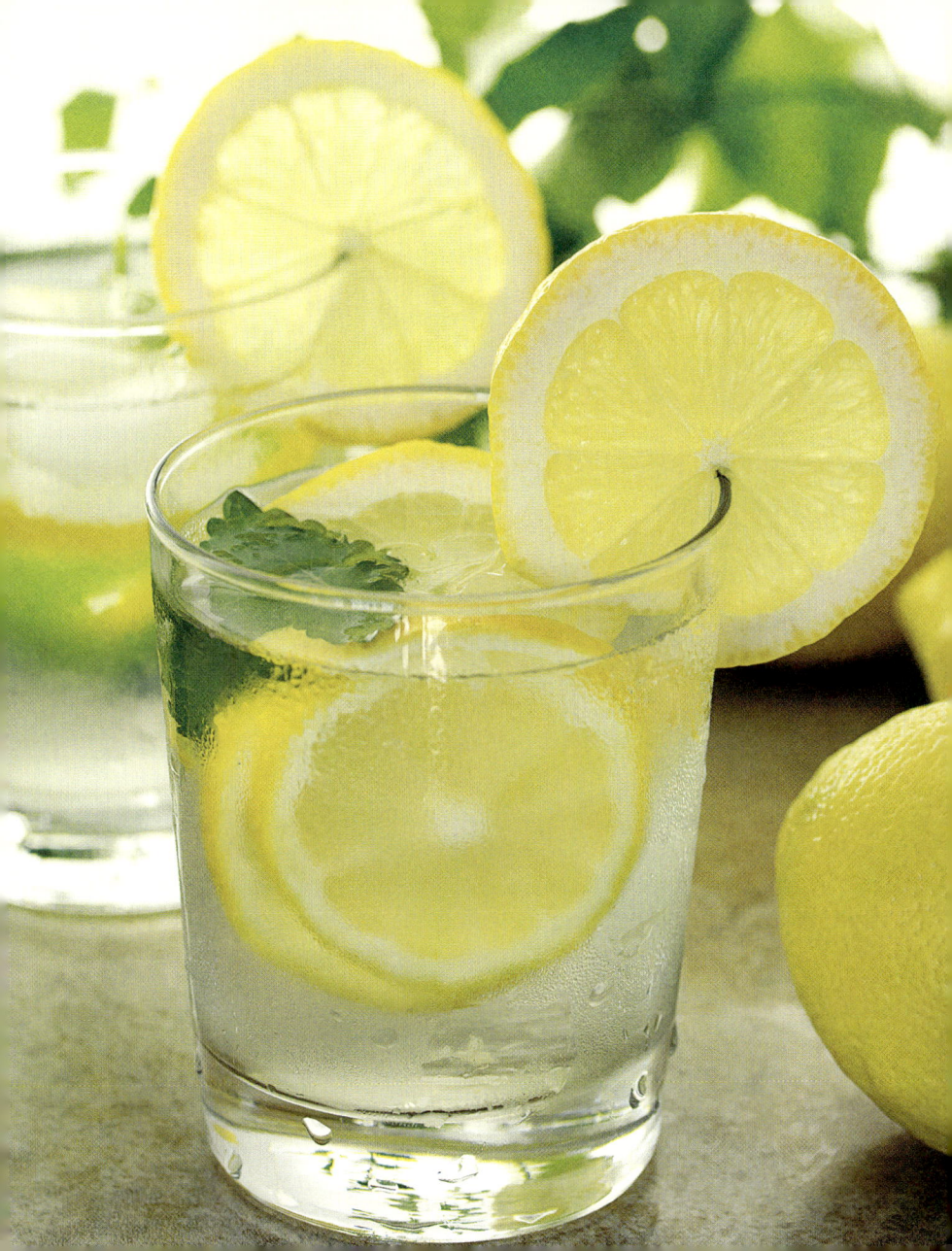

Hühneraugen

Hühneraugen sind zapfenförmig nach innen wachsende Verdickungen der Hornhaut an den Füßen. Sie entstehen durch Druck an Stellen, an denen der Knochen etwas vorsteht.

Wie die Zitrone hilft: Die Inhaltsstoffe der Zitronen wirken erweichend und schmerzlindernd.

Was Sie tun können: Legen Sie Zitronenscheiben auf die betroffenen Stellen (s. S. 121).

Insektenstiche

In vielen Fällen reagiert der Körper auf Insektenstiche mit Rötungen, schmerzhaften Schwellungen und mitunter allergischen Reaktionen.

Wie die Zitrone hilft: Die Inhaltsstoffe der Zitrone wirken abschwellend, entzündungshemmend und schmerzlindernd.

Was Sie tun können: Behandeln Sie die betroffene Stelle mit einer Zitronenscheibe oder frisch gepresstem Zitronensaft (s. S. 123).

Kopfschmerzen

Kopfschmerz ist ein Sammelbegriff für verschiedenste Schmerzempfindungen im Bereich des Schädels. Ursache dafür ist eine Reizung der Schädeldecke, der Hirnhäute, der Blutgefäße im Gehirn, der Hirnnerven oder des obersten Spinalnervs. Die Auslöser für diese Reizung sind sehr zahlreich. Sie reichen u. a. von Stress und Verspannungen über Augenprobleme, Erkältungskrankheiten und Viruserkrankungen bis zu Nebenwirkungen von Medikamenten.

Wie die Zitrone hilft: Die Zitrone wirkt krampflösend und schmerzlindernd.
Was Sie tun können: Trinken Sie Espresso mit Zitronensaft (s. S. 120).

Mandelentzündung (Tonsillitis)

Eine Infektion der Gaumenmandeln, von Bakterien (Streptokokken) oder Viren ausgelöst. Bei der eitrigen Mandelentzündung finden sich weiß-gelbliche Stippchen auf den Mandeln.
Wie die Zitrone hilft: Die Inhaltsstoffe der Zitronen wirken adstringierend, abschwellend und entzündungshemmend. Sie helfen das Fieber senken und lindern die Schmerzen.
Was Sie tun können: Gurgeln Sie mit Zitronenwasser (s. S. 122).

Muskelverspannungen

Schmerzhafte Verspannungen sind meist Folge von Fehlhaltungen, Fehlbelastungen und mangelnder Bewegung.
Wie die Zitrone hilft: Die Inhaltsstoffe der Zitrone fördern die Durchblutung und wirken schmerzlindernd.
Was Sie tun können: Verwenden Sie ein Massageöl mit Zitronensaft (s. S. 125).

Nasenbluten

Ursachen für Nasenbluten sind u. a. empfindliche Gefäße der Nasenschleimhaut, Fehlbildungen der Nasenscheidewand, Bluthochdruck und Störungen der Blutgerinnung.
Wie die Zitrone hilft: Die Inhaltsstoffe der Zitrone wirken adstringierend.
Was Sie tun können: Führen Sie ein mit frischem Zitronensaft beträufeltes Stück Watte in das betroffene Nasenloch ein (s. S. 123).

Nervosität

Sie äußert sich in innerer Unruhe, ausgelöst durch Anspannung oder Stress.
Wie die Zitrone hilft: Die Inhaltsstoffe der Zitrone wirken beruhigend und entspannend.
Was Sie tun können: Trinken Sie frisch gepressten Zitronensaft (s. S. 123).

Ohrenschmerzen

Für Ohrenschmerzen gibt es verschiedene Ursachen, die häufigste ist wohl eine Mittelohrentzündung (Otitis media), genauer gesagt eine Entzündung der Mittelohr-Schleimhaut, die durch Bakterien oder Viren hervorgerufen wird. Sie tritt häufig als Folge eines bakteriellen Infekts im Nasen-Rachen-Raum auf.
Wie die Zitrone hilft: Die Inhaltsstoffe der Zitrone wirken entzündungshemmend und schmerzlindernd.
Was Sie tun können: Führen Sie einen mit frisch gepresstem Zitronensaft getränkten Gazestreifen in den Gehörgang des betroffenen Ohres ein.

Stimmungstiefs

Stimmungstiefs werden ausgelöst durch schmerzhafte Erlebnisse, anhaltende Belastungen oder auch durch das Fehlen des Lichts im Herbst und Winter.
Wie die Zitrone hilft: Die Inhaltsstoffe der Zitrone wirken belebend und stimmungsaufhellend.
Was Sie tun können: Geben Sie ätherisches Zitronenöl in die Duftlampe (s. S. 123).

Verdauungsprobleme

Zu den Ursachen von Verdauungsstörungen zählt vor allem eine zu fettreiche und ballaststoffarme Ernährung.

Wie die Zitrone hilft: Die Zitrone wirkt entkrampfend und beruhigend auf den Magen-Darm-Trakt.

Was Sie tun können: Nehmen Sie Zitronentinktur ein (s. S. 121).

Verstopfung (Obstipation)

Bei einer Verstopfung ist die Darmentleerung erschwert, unvollständig oder zu selten.

Wie die Zitrone hilft: Die Inhaltsstoffe der Zitrone wirken entkrampfend auf die Darmmuskulatur.

Was Sie tun können: Trinken Sie Zitronenschalentee (s. S. 121).

Wunden, kleine

Im Alltag passiert es häufig, dass man sich kleinere Schnitt-, Stich- oder Schürfwunden zuzieht.

Wie die Zitrone hilft: Die Inhaltsstoffe der Zitrone wirken entzündungshemmend, blut- und schmerzstillend.

Was Sie tun können: Beträufeln Sie die betroffenen Stellen mit frisch gepresstem Zitronensaft (s. S. 121).

Heilrezepte mit der Zitrone

Zitronen-Möhren-Saft *vorbeugend gegen Grippe*

Trinken Sie in der Grippezeit täglich 200 ml Saft von frisch gepressten Zitronen und Möhren.

Zitronensaft *gegen Aphthen*

Verdünnen Sie frisch gepressten Zitronensaft mit Wasser im Verhältnis 1:1, geben Sie einen Teelöffel Honig dazu und bestreichen Sie die betroffenen Stellen mehrmals täglich mit einem Wattestäbchen, das Sie mit dieser Lösung tränken.

Zitronensaft *gegen Kopfschmerzen*

Einen Teelöffel frisch gepressten Zitronensaft in eine Tasse Espresso geben und schluckweise trinken. Wirkt sogar bei starken Kopfschmerzen.

Zitronensaft *gegen Ohrenschmerzen*

Tränken Sie einen dünnen Gazestreifen mit frisch gepresstem Zitronensaft und führen Sie ihn vorsichtig in den Gehörgang ein.

Zitronensaft *zur Verbesserung der Blutzirkulation*

Trinken Sie täglich den Saft einer frisch ausgepressten Zitrone, nach Wunsch mit etwas Wasser verdünnt und mit Honig gesüßt.

Zitronenschalentee *bei Verstopfung*

Die Schalen von 2 unbehandelten Zitronen gründlich trocknen. Klein schneiden, mit 400 ml kochendem Wasser übergießen, 2–3 Minuten ziehen lassen. Bei Bedarf in kleinen Schlucken trinken.

Zitronenscheiben *gegen Hühneraugen*

Legen Sie über Nacht eine frisch geschnittene Scheibe einer unbehandelten Zitrone auf die betroffene Stelle und fixieren Sie diese. So lange wiederholen, bis das Hühnerauge nach und nach verschwindet.

Zitronentee *gegen Erbrechen*

Schneiden Sie eine unbehandelte Zitrone in dünne Scheiben und übergießen Sie diese mit einer Tasse kochendem Wasser. 15 Minuten ziehen lassen, dann schluckweise trinken, bis sich eine Besserung einstellt.

Zitronen-Thymian-Tee *gegen Grippe*

30 g getrocknete Zitronenbaumblätter und 20 g getrockneten Echten Thymian in 1 l kochendes Wasser geben, 10 Minuten kochen lassen. Abseihen, wenn der Tee auf Trinktemperatur abgekühlt ist. Zweimal täglich eine Tasse davon trinken, bis zur Besserung der Beschwerden.

Zitronentinktur *bei Verdauungsproblemen*

60 g Schalen von ungespritzten Zitronen eine Woche lang in 100 ml 55 %igem Alkohol ziehen lassen. Die Tinktur abfiltern und in eine kleine Pipettenflasche füllen. 10 Tropfen dieser Tinktur nach jeder Mahlzeit einnehmen, bis zur Besserung der Beschwerden.

Zitronenwasser *bei Mandelentzündung*

Verdünnen Sie frisch gepressten Zitronensaft mit Wasser im Verhältnis 1:5 und gurgeln Sie morgens und abends damit, bis die Symptome abklingen.

Zitrusfrüchtetrunk *gegen Grippe*

Achtung, schmeckt sehr gewöhnungsbedürftig, hilft aber prima. Verwenden Sie nur unbehandelte Früchte. Wenn Sie keine echte Pampelmuse bekommen können, nehmen Sie stattdessen noch eine zweite Grapefruit.

2 Zitronen	1 Pampelmuse
3 Orangen	2 kleine Zwiebeln
1 Grapefruit	2 Knoblauchzehen

Die Früchte filetieren und im Mixer pürieren. Die Zwiebeln und den Knoblauch schälen, die Zwiebeln in feine Stücke schneiden, den Knoblauch pressen. Beides zu dem Fruchtpüree geben, gut vermischen. Über den Tag verteilt jeweils 1–2 Schlucke davon trinken. Der Trunk hält sich im Kühlschrank 1–2 Tage.

Kuren mit Zitrone

Zitronensaft-Kur *für den Cholesterinspiegel*

Trinken Sie 14 Tage lang einmal täglich den Saft einer frisch ausgepressten Zitrone, nach Wunsch mit etwas Wasser verdünnt und mit Honig gesüßt.

Zitronenöl-Kur *gegen Stimmungstiefs*
Geben Sie dreimal täglich je 5–8 Tropfen ätherisches Zitronenöl in die Duftlampe, so lange, bis Sie sich deutlich besser fühlen.

Zitronensaft-Kur *gegen Nervosität*
Pressen Sie eine Zitrone in ein Glas aus, geben Sie je nach Geschmack etwas Wasser dazu und trinken Sie das Ganze ungesüßt einmal täglich. Für eine nachhaltigere Wirkung trinken Sie diesen Saft 2–3 Wochen lang.

Erste Hilfe mit Zitrone

Zitronensaft *bei kleinen Wunden*
Träufeln Sie auf kleine frische Wunden 1–2 Tropfen frisch gepressten Zitronensaft. Er hilft gegebenenfalls die Blutung stillen, desinfiziert und fördert den Heilungsprozess.

Zitronensaft *gegen Nasenbluten*
Einige Tropfen frisch gepressten Zitronensaft auf ein Stück Watte oder einen Tampon geben und in das blutende Nasenloch einführen.

Zitronenscheibe *gegen Insektenstiche*
Legen Sie eine Scheibe einer frisch aufgeschnittenen Zitrone auf die Einstichstelle oder träufeln Sie einige Tropfen frisch gepressten Zitronensaft darauf.

Körper- und Gesichtspflege mit Zitrone

Zitronen-Eigelb-Gesichtsmaske

Vermischen Sie einen Esslöffel frisch gepressten Zitronensaft mit 1–2 Eigelben. Massieren Sie diese Mischung gründlich in die Gesichtshaut ein. Nach 15 Minuten abwaschen und die Haut wie gewohnt pflegen.

Zitronen-Honig-Gesichtsmaske

Vermischen Sie einen Esslöffel Zitronensaft mit 5 Esslöffeln Honig. Massieren Sie diese Mischung gründlich in die Gesichtshaut ein. Nach 20 Minuten abwaschen und die Haut wie gewohnt pflegen.

Zitronen-Kornblumen-Schönheitsmaske

Schneiden Sie eine Zitrone in Scheiben und legen Sie diese auf das Gesicht. Die Augenlider mit einem in Kornblumenaufguss getränkten Wattebausch abdecken. Dafür übergießen Sie 20 g Kornblumenblüten mit einer Tasse kochendem Wasser. Nach dem Abkühlen den Aufguss abseihen und die Wattebäusche darin tränken.

Zitronensaft *gegen fettige Haut*

Reinigen Sie die betroffenen Hautstellen einmal täglich mit ein paar Tropfen frisch gepresstem Zitronensaft.

Zitronen-Haarspülung

Wenn Ihr Haar glanzlos und stumpf aussieht, können Sie es mit dieser Spülung behandeln:

Geben Sie 2 Esslöffel frisch gepressten Zitronensaft in eine Tasse Wasser und tragen Sie diese Mischung auf die gewaschenen, noch feuchten Haare auf. 10 Minuten einwirken lassen, mit lauwarmem Wasser abspülen.

Zitronen-Massageöl *bei Muskelverspannungen*

3 Tropfen frisch gepressten Zitronensaft und 4 Tropfen Wacholderessenz (Apotheke) in 10 ml Mandelöl geben. Die betroffenen Stellen damit massieren.

Zitronensaft *für schöne Hände*

Träufeln Sie einige Tropfen frisch gepressten Zitronensaft auf die Hände und massieren Sie den Saft leicht ein. Auch Nikotinflecken auf den Fingern können Sie mit Zitronensaft entfernen.

Zitronensaft-Bad *gegen Cellulite*

Dieses Bad fördert die Durchblutung, regt den Lymphfluss an und wirkt so gegen Orangenhaut.

Den Saft von 5 frisch ausgepressten unbehandelten Zitronen in ein Vollbad geben. Empfohlene Badetemperatur: 36–38 °C, Badezeit: ca. 15 Minuten. Anschließend die Haut wie gewohnt pflegen.

Zitronensaft-Olivenöl-Mischung *für schöne Nägel*

Bestreichen Sie abends Ihre Nägel mit einigen Tropfen Zitronensaft, vermischt mit etwas leicht erwärmtem Olivenöl. Diese Mischung leicht einmassieren und über Nacht einwirken lassen. Sie können Ihre Fingernägel auch mit reinem Zitronensaft einreiben.

Zitronen-Mundspülung *für gesundes Zahnfleisch*

Den Saft von einer halben frisch ausgepressten Zitrone in ein Glas lauwarmes Wasser geben. Einmal täglich den Mund damit spülen.

Achtung: Bei kleinen Verletzungen im Mund nicht anwenden.

Da die Säure den Zahnschmelz aufweicht, putzen Sie sich nicht direkt nach der Spülung die Zähne, sondern warten Sie 20–30 Minuten. Nach dieser Zeit hat sich der Zahnschmelz wieder gefestigt.

Zitronensaft-Rosenblüten-Aufguss *für schöne Nägel*

Bestreichen Sie Ihre Nägel regelmäßig mit einer Mischung aus Zitronensaft und Rosenblütentee. Geben Sie für den Aufguss 40 g Rosenblüten-Kronblätter in 0,5 l heißes Wasser. Die Blüten nach 20 Minuten abseihen und den Saft einer Zitrone zu dem Tee geben. Bewahren Sie diesen Aufguss kühl und verschlossen in einer Flasche auf und erneuern Sie die Mischung alle 3–4 Tage.

Anwendungen mit Zitrone in Küche und Haushalt

Zitrone *gegen Ameisen*

Legen Sie eine aufgeschnittene, schimmelige Zitrone auf die Ameisenstraße. Der intensive Geruch schreckt die Tiere ab.

Zitronenschalen *gegen Motten*

Legen Sie zum Schutz vor Mottenbefall einige Zitronenschalen zwischen Ihre Kleidung.

*15 Ihre vielfältigen Heilwirkungen machen
die Zitrone zu einem unverzichtbaren
Bestandteil zahlreicher Hausmittel.*

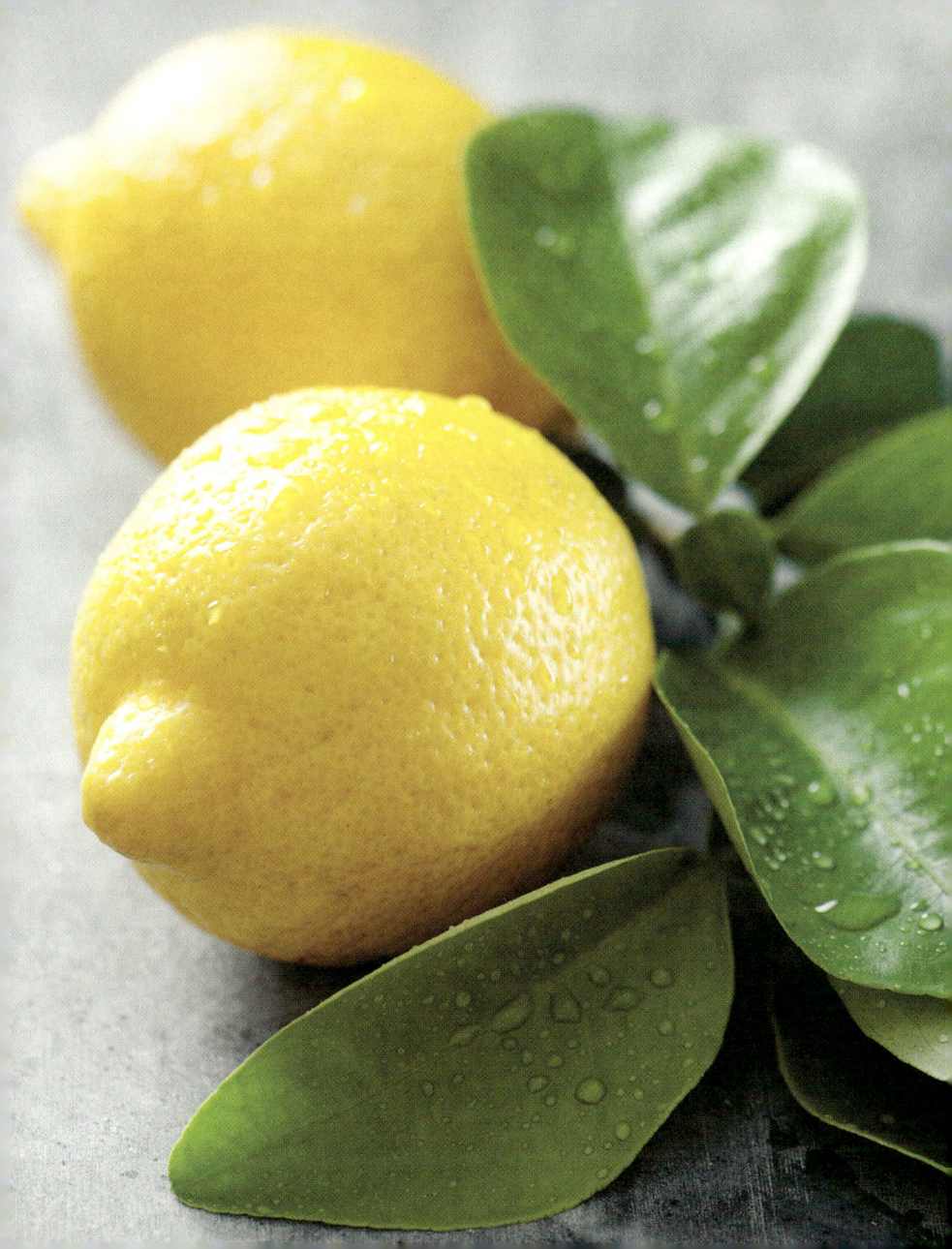

Zitrus-Pelargonie-Kamille-Iris-Mischung *für die Wohnung*
Achtung: Alle Zutaten müssen gut getrocknet sein, sonst kann sich Schimmel bilden. Wenn Blätter und Blüten sich wie Pergament anfühlen, können Sie sie verwenden.

100 g zerkleinerte Zitronenschale   50 g gemahlene Iriswurzel
70 g Duftpelargonienblätter   30 Tropfen ätherisches Zitronenöl
50 g Kamillenblüten

Alle Zutaten außer dem Öl in ein großes Gefäß geben und mit einem Holzlöffel vermischen. Anschließend das Zitronenöl hinzufügen und die Mischung in eine Papiertüte (z. B. kleiner Biomüll-Papierbeutel) füllen. Die Tüte an einem kühlen dunklen Ort lagern, den Inhalt alle 2–3 Tage vorsichtig mischen. Nach 2–3 Wochen in eine Glasschale oder ein anderes dekoratives offenes Gefäß füllen. Wenn der Duft nachlässt, mit einigen Tropfen Zitronenöl beträufeln.

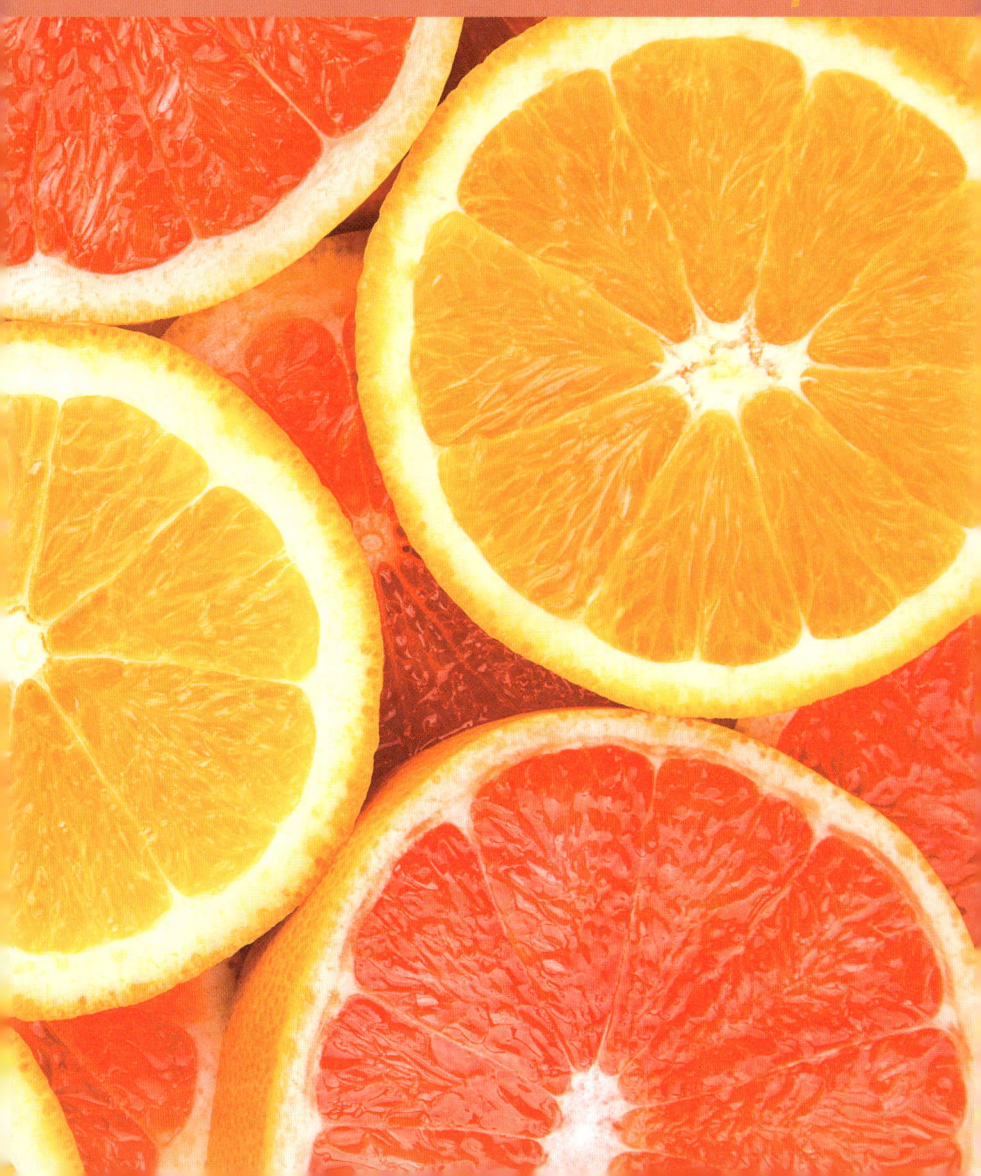

Kulinarisches mit Zitrusfrüchten

Verzeichnis der Rezepte

Vorspeisen

Salate   134

Honigpomelo-Salat   134

Limetten-Erdbeer-Fenchel-Salat – Das besondere Rezept   135

Pampelmusen-Shrimps-Salat   136

Suppen   136

Kokos-Limetten-Suppe mit Garnelen   136

Möhrencreme-Grapefruit-Suppe mit Yufkateig-Streifen –
Das besondere Rezept   137

Thailändische Zitronensuppe   139

Hauptgerichte

Hauptgerichte mit Fisch   140

Marinierter Pampelmusen-Lachs   140

Pomelo mit Garnelen   141

Seezungenfilets mit Grapefruit und Anisreis – Das besondere Rezept   142

Hauptgerichte mit Fleisch   143

Chili-Limetten-Hähnchen   143

Lammschulter in Pampelmusen-Ouzo Soße – Das besondere Rezept   145

Rindfleisch mit Mandarinen   146

Vegetarische Hauptgerichte **147**

Gorgonzola-Limetten-Linguine auf Rucola **147**

Grapefruit-Spaghetti mit Zuckerschoten und Thai-Pesto –
Das besondere Rezept **147**

Palatschinken-Pampelmusen-Auflauf **148**

Chutneys und Pestos

Grapefruit-Kumquat-Chutney – Das besondere Rezept **149**

Limetten-Minz-Pesto **151**

Pampelmusen-Orangen-Chutney **151**

Desserts

Erdbeer-Limetten-Sorbet – Das besondere Rezept **152**

Gegrillte Pampelmusen **153**

Pomelo-Dessert **153**

Kuchen und Torten

Grapefruit-Kokos-Torte – Das besondere Rezept **154**

Pampelmusenkuchen mit Dinkelvollkornmehl **155**

Pomelo-Joghurt-Torte **156**

Brotaufstriche

Herzhafte Brotaufstriche — 157
Avocado-Pampelmusen-Aufstrich für Bruschetta –
Das besondere Rezept — 157
Limetten-Kapern-Butter — 157
Pomelomarmelade mit rosa Pfeffer — 158
Süße Brotaufstriche — 158
Erdbeer-Grapefruit-Brotaufstrich — 158
Grapefruitmarmelade mit Vanille-Ingwer-Aroma –
Das besondere Rezept — 159
Limetten-Kokos-Marmelade — 161

Getränke

Heiße Getränke — 161
Ingwer-Mandarinen-Tee — 161
Orangen-Vanille-Kaffee – Das besondere Rezept — 162
Zitrusfrüchte-Teepunsch — 162
Kalte Getränke — 163
Honigpomelo-Smoothie — 163
Limettendrink mit Prosecco — 163
Pampelmusen-Apérol – Das besondere Rezept — 164
Zitronen-Muntermacher — 164

Wissenswertes und Tipps zur Verwendung von Zitrusfrüchten in der Küche

Liebe Leserinnen und Leser,

bevor Sie die Vorschläge auf den folgenden Seiten ausprobieren und dabei hoffentlich Ihre ganz persönlichen Lieblingsrezepte entdecken, möchte ich Ihnen noch einiges Wissenswerte zur Verwendung von Grapefruit, Limette, Mandarine, Orange, Pampelmuse, Pomelo und Zitrone in der Küche vorstellen.

Wenn nicht anders angegeben, sind die Rezepte für vier Personen berechnet und die Backofentemperaturen beziehen sich auf Ober- und Unterhitze. Ich wünsche Ihnen gutes Gelingen beim Kochen und Backen mit Zitrusfrüchten und ganz neue freudige Geschmackserlebnisse!

Grapefruit: Grapefruitsaft verfeinert Salatsoßen und Joghurtspeisen.

Limette: Mit Limettensaft können Sie Salatsoßen, Kräutersoßen sowie Soßen zu Fisch oder Fleisch verfeinern. Das zitronige Aroma unterstützt den Geschmack von Essig, Kräutern und Ölen, ohne deren Eigengeschmack zu zerstören oder zu überlagern.

Limetten können teilweise Salz ersetzen. Wenn Sie Ihren Salzverbrauch einschränken wollen, probieren Sie, Ihre Speisen stattdessen mit einigen Tropfen Limettensaft zu würzen.

Mandarine: Da es Mandarinen nicht das ganze Jahr über zu kaufen gibt, werden für einige der Rezepte Dosenmandarinen verwendet. Wollen Sie diese durch frische ersetzen, kochen Sie frische Mandarinen, geschält und zerkleinert, in einer leichten Zuckerlösung kurz auf oder pürieren Sie sie.

Orange: Frische Orangenzesten eignen sich hervorragend zum Verfeinern von Joghurtspeisen und von Backwaren, besonders in der Weihnachtsbäckerei. Für einen Vorrat an Orangenzesten schaben Sie mit einem scharfen Messer hauchdünne Streifen von der Haut einer unbehandelten Orange ab und frieren diese ein.

Pampelmuse: Pampelmuse isst man am besten roh. Sie können damit aber auch Obstspeisen, Eis oder Müsli verfeinern. Pampelmusen passen gut zu herzhaften Blattsalaten, gegrilltem Fisch oder kurz gebratenem Fleisch.

Pomelo: Siehe Pampelmuse. Als besondere Delikatesse gilt ein Glas frisch gepresster Pomelosaft.

Zitrone: Verwenden Sie zum Verfeinern von Speisen Zitronenzesten (Herstellung siehe Orange).

Vorspeisen

Salate

Honigpomelo-Salat

1 Honigpomelo
1 kleine rote Chilischote
½ TL Koriander
2 TL Thaibasilikum
4 Zweige Minze

1 walnussgroßes Stück Ingwer
1 EL Reisweinessig
2 TL Sesamöl
Salz
½ TL schwarzer Pfeffer

Die Honigpomelo schälen und halbieren. Die einzelnen Stücke an den Seiten leicht aufschneiden, die Haut vorsichtig abziehen. In mundgerechte Stücke zerteilen und in eine Schüssel geben.

Für die Vinaigrette die Chilischote, den Koriander, das Basilikum, drei Zweige Minze und den Ingwer abwaschen, trocknen und klein hacken. Mit Reisweinessig, Sesamöl, Salz und Pfeffer zu einer Vinaigrette verrühren. Die Vinaigrette über die Honigpomelo geben und mit dem restlichen Zweig Minze dekorieren.

Limetten-Erdbeer-Fenchel-Salat – Das besondere Rezept

2 Limetten	1 Msp. Senf
200 g Erdbeeren	4 EL Keimöl
2 Fenchelknollen	
1 TL Weißweinessig	*Zum Garnieren:*
Salz	Fenchelgrün
Pfeffer aus der Mühle	eingelegte Ingwerscheiben
1 Msp. Zucker	Minzeblättchen
	Melissenblüten

Die Limetten wie einen Apfel schälen, das Fruchtfleisch entlang der Innenhäute herausschneiden, den Saft auffangen. Die Erdbeeren waschen, den Stielansatz entfernen, halbieren. Den Fenchel waschen, längs vierteln, den Strunk abtrennen, in feine Streifen schneiden. Das Fenchelgrün beiseitelegen. Den Limettensaft mit Weißweinessig, Salz, Pfeffer, Zucker, Senf und Keimöl mit einem Schneebesen verquirlen. Die Limettenfilets und den Fenchel damit übergießen.

Den Salat zusammen mit den Erdbeeren auf 4 Tellern anrichten. Nach Belieben mit Fenchelgrün, Ingwerscheiben, Minzeblättchen und Melissenblüten garnieren und sofort servieren

Pampelmusen-Shrimps-Salat

500 g Shrimps
2 Pampelmusen
125 g Stangensellerie
125 ml Mayonnaise

Zum Anrichten:
einige Kopfsalatblätter

Die Shrimps säubern und gar kochen. Die Pampelmusen halbieren, die Hälften aushöhlen, das Fruchtfleisch in eine Schüssel geben. Die leeren Pampelmusenhälften beiseitestellen. Den Sellerie putzen, waschen und in mundgerechte Stücke schneiden. Zusammen mit der Mayonnaise und den Shrimps zu dem Pampelmusen-Fruchtfleisch geben und alles behutsam vermischen. Dann die Mischung in die mit Salatblättern ausgelegten Pampelmusenhälften füllen. Gekühlt servieren.

Suppen

Kokos-Limetten-Suppe mit Garnelen

200 g Garnelen
2 mehlig kochende Kartoffeln
2 Zwiebeln
1 Stange Zimt

6 Kapseln Kardamom
6 Gewürznelken
2 EL Butterschmalz
½ TL Kurkuma

1 l Gemüsebrühe

400 ml Kokosmilch

2 unbehandelte Limetten

Salz und Pfeffer

Zum Garnieren:

frisches Koriandergrün

Garnelen schälen und garen, Kartoffeln schälen und würfeln, Zwiebeln schälen und fein hacken. In einem Mörser Zimtstange, Kardamomkapseln und Gewürznelken grob zerstoßen, dann in ein Tee-Ei füllen.

Die Zwiebeln im zerlassenen Butterschmalz glasig anschwitzen, dann die Kartoffelwürfel zufügen, mit dem Kurkuma würzen, alles kurz anbraten. Mit Gemüsebrühe und Kokosmilch ablöschen. Das Tee-Ei mit den Gewürzen in die Suppe geben und ca. 20 Min. bei geringer Hitze köcheln lassen. Inzwischen die Limetten waschen, ein Stück Schale abschneiden, sehr fein hacken und beiseitelegen. Dann die Limetten auspressen.

Das Tee-Ei aus der Suppe entfernen, die Suppe pürieren, mit Limettensaft, Salz und Pfeffer abschmecken. Die Garnelen zufügen und warm werden lassen (nicht kochen!).

Mit Koriandergrün und Limettenschale garniert servieren.

Möhrencreme-Grapefruit-Suppe mit Yufkateig-Streifen – Das besondere Rezept

1 Eigelb

3 EL Schlagsahne

50 g türkischer Yufkateig

20 g gehackte Haselnüsse

1 TL Fleur de Sel

800 g Möhren

Salz und Pfeffer

150 ml frisch gepresster Grapefruitsaft

3 EL Olivenöl

2 EL flüssiger Honig
1,5 l Gemüsefond
1 Grapefruit
4 Zweige Dill

1 TL Szechuan-Pfefferkörner
100 g Sahnejoghurt
Nuss-Salzstangen nach Belieben

Den Backofen auf 180 °C vorheizen. Für die Teigstreifen Eigelb und Sahne verquirlen. Den Yufkateig in 8 Rechtecke (20 x 4 cm) schneiden und von beiden Seiten mit der Ei-Sahne bestreichen. Die einzelnen Rechtecke in den Haselnüssen wälzen und mit dem Fleur de Sel bestreuen, dann einrollen und auf ein (mit Backpapier belegtes oder eingefettetes) Backblech legen. Im Backofen ca. 10 Minuten backen.

Für die Suppe die Möhren schälen, längs vierteln, in eine Pfanne geben, mit Salz und Pfeffer würzen. 100 ml Grapefruitsaft, Olivenöl und Honig unter die Möhren mischen. Unter dem vorgeheizten Backofengrill 10 Min. rösten, in der Zeit einmal wenden. Anschließend den Bratensatz mit etwas Fond ablöschen, mit einem Holzspatel lösen und zusammen mit den Möhren in einen Topf geben. Den restlichen Fond hinzufügen und die Möhren in 40 Min. weich garen.

Die Grapefruit schälen, dabei die weiße Haut vollständig entfernen. Das Fruchtfleisch zwischen den Trennhäuten herauslösen und klein schneiden. Den Dill grob hacken, mit den Grapefruitstücken mischen. Die Pfefferkörner im Mörser fein zerstoßen.

Die Möhren in dem Fond fein pürieren. Mit Salz, Pfeffer und dem restlichen Grapefruitsaft abschmecken.

Die Suppe auf 4 Teller verteilen. Joghurt, Grapefruit-Fruchtfleisch und Pfefferkörner zufügen. Nach Belieben Nuss-Salzstangen dazu reichen.

Thailändische Zitronensuppe

2 Stiele Zitronengras

2 Zwiebeln

1 Knoblauchzehe

2 Chilischoten

8 Hummerkrabbenschwänze

300 ml Kokosmilch

400 ml Wasser

1 TL brauner Zucker

3 EL Fischsoße

Saft von ½ Zitrone

Zum Garnieren:

2 Zweige Zitronenmelisse

Zitronengras waschen und in feine Streifen schneiden. Zwiebeln und Knoblauchzehe schälen und in kleine Würfel schneiden. Chilischoten halbieren, entkernen und fein würfeln. Hummerkrabbenschwänze schälen und längs halbieren. Die Kokosmilch mit dem Wasser auffüllen und in einen Topf geben. Zitronengras, Zwiebel-, Knoblauch- und Chiliwürfel zufügen, alles aufkochen lassen. Die Hummerkrabbenschwänze dazugeben und ca. 3 Min. garen lassen. Die Suppe mit braunem Zucker, Fischsoße und Zitronensaft abschmecken. Nach Belieben mit Zitronenmelisse garnieren. Heiß servieren.

Hauptgerichte

Hauptgerichte mit Fisch

Marinierter Pampelmusen-Lachs

1 Pampelmuse	Salz und Pfeffer
2 Knoblauchzehen	Saft von ½ Pampelmuse
1 rote Chilischote	1 EL trockener Sherry
1 Bund glatte Petersilie	1 EL Weißwein
2 Fenchelknollen	4 EL Olivenöl
2 Lauchstangen	1 Prise Zucker
800 g Lachsfilet	

Die Pampelmuse schälen und das Fruchtfleisch filetieren. Knoblauchzehen abziehen, Chilischote und Petersilie waschen; alles fein hacken. Die Fenchelknollen von Grün und Strunk befreien, putzen und in Streifen schneiden. Die Lauchstangen ebenfalls putzen und in Ringe schneiden.

Die Lachsfilets mit Salz, Pfeffer, Knoblauch, Chili und Petersilie würzen. Pampelmusensaft, Sherry, Weißwein, Olivenöl und Zucker verrühren. Lachsfilets, Fenchel, Lauch und Pampelmusenfilets in einen Bratschlauch geben, mit der Marinade beträufeln und 3 Stunden im Kühlschrank ziehen lassen. Anschließend im vorgeheizten Backofen bei 175 °C 20 Min. garen.

Pomelo mit Garnelen

½ Pomelo

1 kleiner Chinakohl

2 kleine Zwiebeln

4 Zweige Minze

450 g Riesengarnelen ohne Schale

Zitronensaft

2 EL Peperoncini-Gewürz

4 EL Honig

6 EL weißer Balsamico-Essig

100 ml Wasser

Zitronenpfeffer

Zum Garnieren:

4 EL Mandelblättchen

Chilifäden

Die Pomelo schälen und das Fruchtfleisch in 1,5 cm große Würfel schneiden. Den Chinakohl in Blätter zerlegen und diese waschen. 4 schöne Blätter beiseitelegen und von dem Rest etwa eine Handvoll in feine Streifen schneiden. Die beiden Zwiebeln schälen und fein würfeln, Minzezweige waschen, trocken schütteln und die Blättchen in feine Streifen schneiden.

Die Garnelen ca. 5 Minuten anbraten, abkühlen lassen, mit Zitronensaft beträufeln, beiseitestellen. Pomelowürfel und Garnelen in eine Schüssel geben, Peperoncini-Gewürz, Honig, Essig und Wasser zufügen, alles gut vermischen. Chinakohlstreifen und Zwiebelwürfel zugeben, mit Zitronenpfeffer würzen, gut mischen und das Ganze 20 Min. durchziehen lassen.

Die beiseitegelegten Chinakohlblätter auf 4 Teller verteilen und den Salat darauf anrichten. Mit der Minze bestreuen, mit Mandelblättchen und Chilifäden garnieren.

Seezungenfilets mit Grapefruit und Anisreis – Das besondere Rezept

2 Fenchelknollen	100 g Wildreis
2 Grapefruits	1 Prise gemahlener Anis
8 Seezungenfilets	
Saft von 1 Biozitrone	*Für die Soße:*
Salz und Pfeffer	Saft von 2 Grapefruits
2 Lorbeerblätter	150 g Butter
50 g Langkornreis	

Die Fenchelknollen putzen, von Strunk und Grün befreien und in feine Streifen schneiden. Beide Grapefruits schälen und filetieren.

Die Seezungenfilets abspülen, trocken tupfen, mit dem Zitronensaft beträufeln und mit Salz und Pfeffer würzen. Zusammen mit den Lorbeerblättern mit wenig Wasser bedeckt ca. 8 Min. garen. Den Langkornreis und den Wildreis mischen, in Salzwasser 30 Min. ausquellen lassen. Mit Anis abschmecken. Den Fenchel in Salzwasser etwa 10 Min. dünsten.

Für die Soße den Grapefruitsaft einkochen, den Topf vom Herd ziehen und die Soße mit der Butter abbinden.

Die Seezungenfilets mit der Soße begießen und mit Reis, Fenchelstreifen und Grapefruitfilets anrichten.

Hauptgerichte mit Fleisch

Chili-Limetten-Hähnchen

4 unbehandelte Limetten	½ TL Salz
1 Zwiebel	4 Hähnchenfilets
1 Knoblauchzehe	6 EL Mehl
3 kleine rote Chilischoten	2 Eier
2 EL Orangensaft	6 EL Semmelbrösel
1 EL scharfer Senf	Öl zum Frittieren
1 TL brauner Rohrzucker	

Achtung: 2 Std. Marinierzeit!

Von zwei Limetten die Schale abreiben und den Saft auspressen, die anderen zwei in feine Scheiben schneiden. Zwiebel und Knoblauch schälen und fein würfeln, die Chilis längs halbieren, entkernen, eine Chili grob hacken, die anderen beiden in feine Ringe schneiden.

Für die Marinade Zwiebel, Knoblauch, gehackte Chili, Limettenschale und -saft, Orangensaft, Senf, Rohrzucker und Salz miteinander verrühren.

Die Hähnchenfilets abspülen, trocken tupfen und in kleine Stücke schneiden. Mit der Marinade beträufeln und ca. 2 Std. ziehen lassen. Anschließend aus der Marinade nehmen, trocken tupfen, nacheinander in Mehl, verquirltem Ei und Semmelbröseln wenden und die Panade gut andrücken.

Das Öl in einer tiefen Pfanne erhitzen und das Fleisch darin rundherum goldbraun frittieren, herausnehmen und auf Küchenpapier abtropfen lassen. Anschließend mit den Limettenscheiben und den Chiliringen anrichten und mit etwas Limettensaft beträufelt servieren.

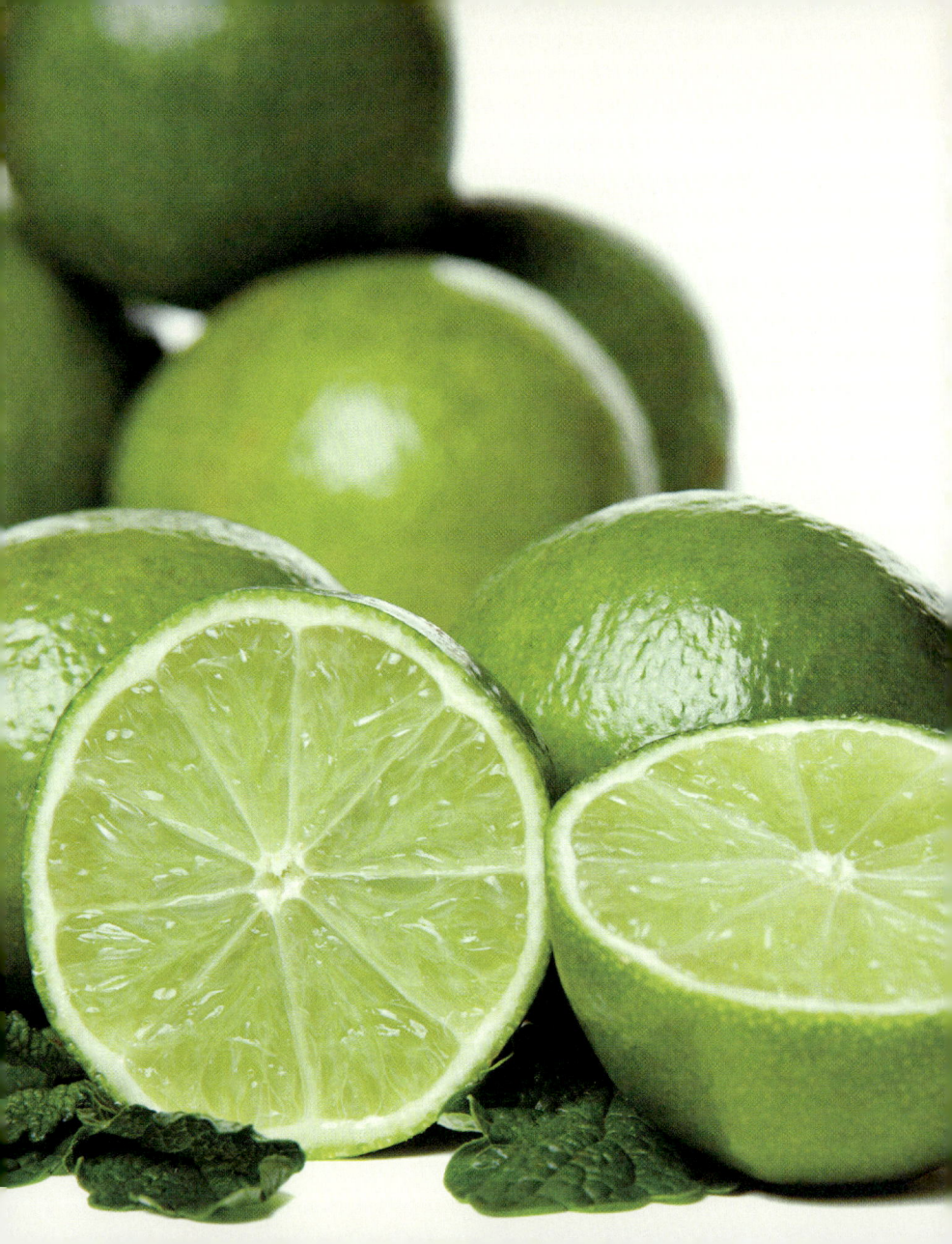

Lammschulter in Pampelmusen-Ouzo-Soße – Das besondere Rezept

1 kg Lammschulter ohne Knochen	2 TL Oregano
2 Zwiebeln	4 EL Ouzo
1 Bund Schnittlauch	6 EL Olivenöl
2 Pampelmusen	1 EL Tomatenmark
150 g Kirschtomaten	Salz und Pfeffer
500 g Zucchini	½ TL Speisestärke
150 g Joghurt	1 EL Wasser

Achtung: 8 Std. Marinierzeit!

Die Lammschulter in Würfel schneiden, Zwiebeln schälen und fein würfeln. Schnittlauch waschen, trocken schütteln und in Röllchen schneiden. Eine Pampelmuse auspressen und den Saft beiseitestellen, die andere Pampelmuse schälen und das Fruchtfleisch in Würfel schneiden. Kirschtomaten und Zucchini waschen; Kirschtomaten halbieren und Zucchini in Scheiben schneiden.

Für die Marinade Pampelmusensaft mit Zwiebeln, Joghurt, Oregano und Ouzo verrühren. Das Fleisch darin für etwa 8 Std. im Kühlschrank ziehen lassen. Dann portionsweise in 4 Esslöffeln Olivenöl anbraten, aus der Pfanne nehmen. Das Tomatenmark andünsten, Fleisch, Marinade und Kirschtomaten hinzufügen. Salzen, pfeffern und zugedeckt bei kleiner Hitze etwa 45 Min. schmoren.

Die Zucchini im restlichen Olivenöl ca. 2 Min. anbraten, zum Fleisch geben. Die Speisestärke mit dem Wasser anrühren, das Ragout damit binden. Pampelmusenwürfel und Schnittlauchröllchen unterheben und servieren.

*17 Das säuerliche Zitrusaroma von Limetten
harmoniert besonders mit Hähnchenfleisch.*

Rindfleisch mit Mandarinen

600 g Rinderfilet	4 EL Sojasoße
2 Stangen Lauch	125 ml Hühnerbrühe
2 cm Ingwer	1 TL Zucker
4 getrocknete Chilischoten	Salz
4 EL Öl	1 Dose Mandarinen
1 EL Szechuan-Pfeffer	(170 g Abtropfgewicht)
2 EL Reiswein	

Das Rinderfilet in hauchdünne Scheiben schneiden, den Lauch putzen, waschen und in feine Streifen schneiden. Ingwer schälen und fein hacken. Die Chilis im Mörser fein zerkrümeln.

Einen Wok oder eine Pfanne gut heiß werden lassen und das Öl hineingeben. Das Rindfleisch darin in 2–3 Portionen knusprig anbraten, herausnehmen und beiseitestellen. In dem Öl Lauch, Ingwer, Chilis und Szechuan-Pfeffer gut anbraten, mi Reiswein ablöschen. Sojasoße und Hühnerbrühe hinzufügen und das Ganze kräftig aufkochen. Das Fleisch dazugeben, mit Zucker und Salz abschmecken. Zum Schluss die Mandarinen und den Mandarinensaft zufügen, heiß werden lassen. Sofort servieren.

Vegetarische Hauptgerichte

Gorgonzola-Limetten-Linguine auf Rucola

4 Limetten	Olivenöl
250 g Rucola	100 g Sahne
1 Packung Linguine	1 Becher Schmand
Salz und Pfeffer	250 g Gorgonzola

2 Limetten schälen und in kleine Ecken schneiden, die restlichen beiden auspressen. Den Rucola waschen, trocken schütteln und die Stiele entfernen.
Die Linguine in Salzwasser mit einem Schuss Olivenöl bissfest kochen. Währenddessen Sahne und Schmand erwärmen und den Gorgonzola langsam darin schmelzen. Evtl. mit etwas Pfeffer nachwürzen.
Den Rucola als »Bett« auf 4 tiefe Teller verteilen, Linguine hineingeben, mit der Käsesoße übergießen und mit den Limetten garnieren. Limettensaft darüberträufeln und servieren.

Grapefruit-Spaghetti mit Zuckerschoten und Thai-Pesto – Das besondere

Rezept

½ Bund Koriander	6 Grapefruit
2 Bund Basilikum	600 g Spaghetti
4 Knoblauchzehen	Salz
2 rote Chilischoten	300 ml Gemüsebrühe
100 g eingelegter Ingwer	Öl zum Anbraten
400 g Zuckerschoten	4 EL Zucker

Die Kräuter waschen, trocken schütteln und die Blättchen abzupfen. Knoblauch schälen, Chilischoten halbieren und entkernen. Knoblauch, Chili und Ingwer grob hacken. Die Zuckerschoten waschen und diagonal halbieren, die Grapefruits schälen und filetieren.

Die Spaghetti nach Packungsanweisung in Salzwasser bissfest garen, dann abtropfen lassen. Koriander, Basilikum, Knoblauch, Chili, Ingwer und Brühe zusammen pürieren, das Pesto beiseitestellen. In einer Pfanne etwas Öl erhitzen, die Zuckerschoten darin 5 Min. andünsten, dann die Grapefruitfilets zugeben, mit Zucker bestreuen, karamellisieren lassen. Das Pesto hinzufügen, die Nudeln untermischen und alles gut durchschwenken. Mit Salz abschmecken, servieren.

Palatschinken-Pampelmusen-Auflauf

Für den Teig:
½ Päckchen Vanillinzucker
1 Ei
1 Eigelb
125 ml Milch
70 g Mehl
Salz

Für die Füllung:
6 Pampelmusen

Für den Guss:
1 Ei
2 Eigelb
½ Päckchen Vanillinzucker
50 g Puderzucker
Butter für die Form

Außerdem:
2 EL Öl
150 g Sahnejoghurt
Puderzucker zum Bestäuben

Vanillinzucker, Ei, Eigelb, Milch, Mehl und Salz zu einem glatten Teig verrühren und quellen lassen. Die Pampelmusen schälen und filetieren. Für den Guss Ei, Eigelbe, Vanillinzucker und Puderzucker glatt rühren. Eine feuerfeste Form leicht einfetten.

In einer Pfanne in jeweils 1 Esslöffel Öl einen Palatschinken (für zwei) ausbacken. Die Palatschinken mit den Pampelmusenfilets belegen, fest einrollen, schräg durchschneiden und in die vorbereitete Form legen. Mit dem Sahnejoghurt übergießen. Im vorgeheizten Ofen bei 250 °C 10 Min., dann bei 200 °C weitere 5 Min. backen. Mit Puderzucker bestreuen, servieren.

Chutneys und Pestos

Grapefruit-Kumquat-Chutney – Das besondere Rezept
Passt zu Wildgerichten, schmeckt sehr intensiv
Für 3 Gläser à 150 ml

6 Grapefruits	½ TL Muskat
12 Kumquats	200 g Zucker
2 cm Ingwer	200 ml Weißweinessig

Die Grapefruits filetieren und dabei den Saft auffangen, die Kumquats in hauchdünne Scheiben schneiden, den Ingwer schälen und sehr fein würfeln. Grapefruitsaft und -filets, Kumquats und Ingwerwürfel zusammen mit den restlichen Zutaten zum Kochen bringen. Bei schwacher Hitze offen einkochen, bis die Masse wie Püree aussieht. Heiß in Gläser füllen, diese Gläser

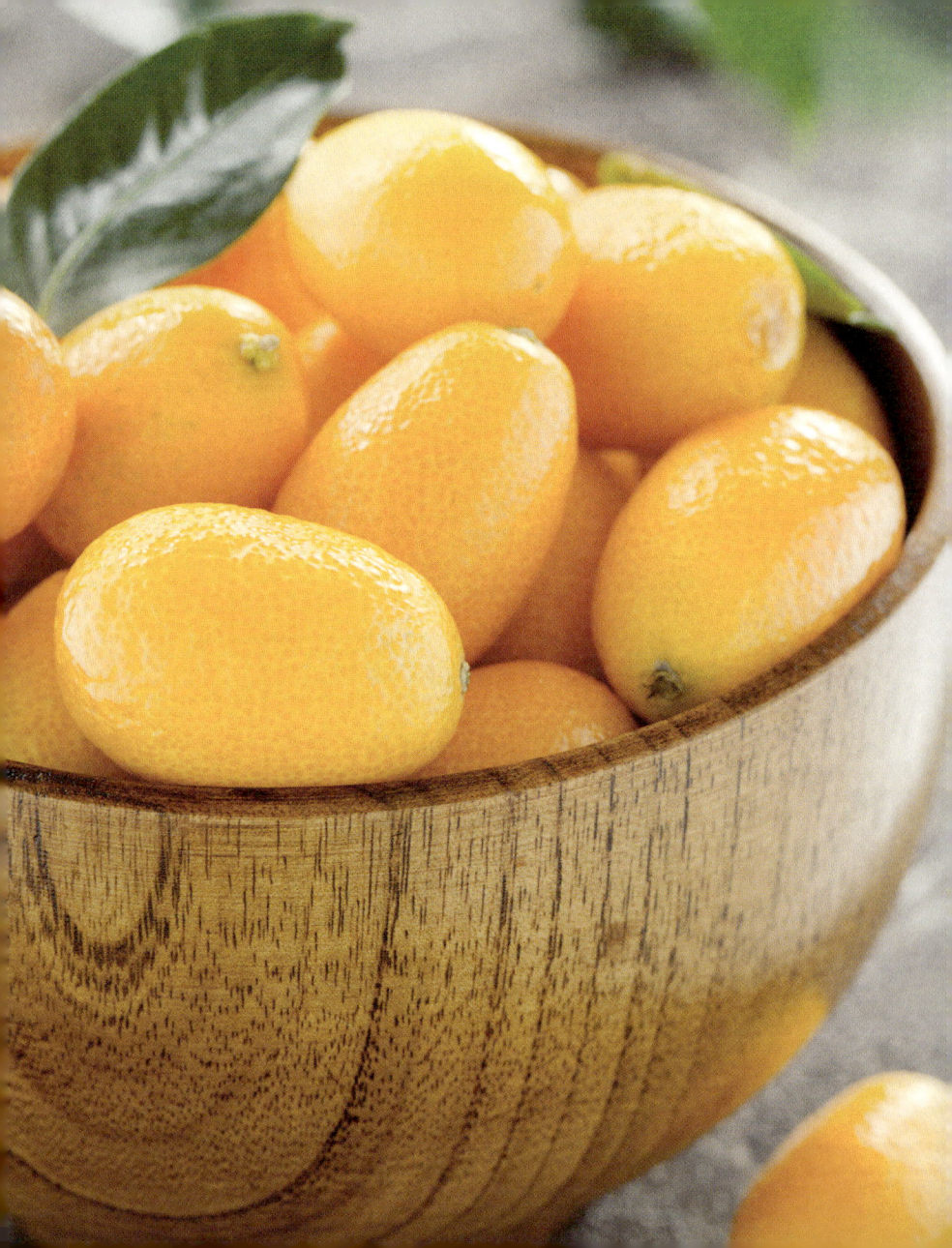

sofort verschließen und auf den Kopf stellen. Nach dem Abkühlen wieder umdrehen. Kühl lagern.

Limetten-Minz-Pesto
Passt sehr gut zu Nudeln

1 Bund Minze

75 g Pinienkerne

150 g Parmesan

75 ml Olivenöl

Saft von 1 Limette

Salz und Pfeffer

Von der Minze die Blättchen abzupfen, waschen und trocken schütteln. Die Pinienkerne ohne Fett in einer beschichteten Pfanne rösten (Vorsicht, sie brennen leicht an). Pinienkerne, Minzeblätter, Parmesan und Olivenöl miteinander verrühren. Mit Limettensaft, Salz und Pfeffer abschmecken. Nicht erwärmen, die Minze verliert sonst ihren Geschmack. Einfach auf warme Pasta geben.

Pampelmusen-Orangen-Chutney
Passt gut zu Geflügel
Für 2 Gläser à 150 g

1 unbehandelte Limette

4 Orangen

2 Pampelmusen

1 rote Chilischote

4 Zwiebeln

1 Knoblauchzehe

Saft von 1 Orange

7 EL weißer Balsamico

100 g brauner Zucker

Salz

frisch gemahlener Pfeffer

*18 Die kleinen, säuerlich-süß schmeckenden Kumquats
gehören ebenfalls zur Gattung der Zitrusfrüchte.*

Achtung: 1 Std. Marinierzeit!

Von der Limette die Schale abreiben, beiseitestellen. 3 Orangen und die Pampelmusen schälen, filetieren und das Fruchtfleisch würfeln, die restliche Orange auspressen. Die Chilischote putzen, entkernen und fein schneiden. Zwiebeln und Knoblauchzehe schälen und fein hacken.

Limettenschale, Orangen- und Pampelmusenwürfel, Chili, Zwiebeln, Knoblauch, Orangensaft, Balsamico und braunen Zucker vermischen und zugedeckt 1 Std. ziehen lassen. Anschließend aufkochen, bei mittlerer Hitze dicklich einkochen (ca. 45 Min.), dabei häufig umrühren. Mit Salz und Pfeffer abschmecken. Sofort randvoll in Gläser füllen und diese verschließen. Abkühlen lassen, kühl lagern.

Desserts

Erdbeer-Limetten-Sorbet – Das besondere Rezept

500 g Erdbeeren,	50 ml kaltes Wasser
3 Limetten	2 Blatt weiße Gelatine
120 g brauner Zucker	

Achtung: 5 Std. Kühlzeit!

Die Erdbeeren waschen, klein würfeln und im Mixer pürieren. Die Limetten auspressen, den Saft mit Zucker und Wasser in einen Topf geben, erhitzen, bis sich der Zucker aufgelöst hat. Die Gelatine nach Packungsanweisung in Wasser ca. 10 Min. einweichen, leicht ausdrücken und in den Limettensirup geben. Limettensirup mit einem Schneebesen unter die pürierten Erdbeeren heben, gut vermischen. Ca. 5 Std. tiefkühlen, dabei einmal stündlich mit dem Schneebesen gut durchrühren. Mit einem Eisportionierer Kugeln ausstechen oder in einen Spritzbeutel füllen und in gekühlte Gläser spritzen. Sofort servieren!

Gegrillte Pampelmusen

2 Pampelmusen

15 g Butter

25 g Zucker

4 TL Sherry

4 Kirschen

Die Pampelmusen halbieren und das Fruchtfleisch auslösen, beides beiseitestellen. Butter und Zucker miteinander verquirlen. Das Pampelmusen-Fruchtfleisch in den Pampelmusen-Schalen anrichten. Je 1 Teelöffel Sherry daraufgeben, mit der Butter-Zucker-Mischung bedecken. Im vorgeheizten Ofen bei 180 °C 3–5 Min. überbacken. Mit den Kirschen garniert servieren.

Pomelo-Dessert

250 g Pomelo Fruchtfleisch

80 g Rohrzucker

Wasser

2 EL Weißwein

2 Blatt weiße Gelatine

1 Eiweiß

125 g Sahne

Zum Garnieren:

Kokosraspel

Pomelostücke

Achtung: ca. 1 Std. Kühlzeit!

Das Pomelofruchtfleisch mit dem Zucker und etwas Wasser kurz aufkochen lassen. Den Wein erhitzen und die Gelatine darin aufweichen. Die Pomelo-Zucker-Masse unterrühren und das Ganze kalt stellen. Das Eiweiß und die Sahne steif schlagen. Wenn die Pomelo-Zucker-Masse abgekühlt ist, Eiweiß und Sahne nach und nach unterheben. Alles auf 4 Schälchen verteilen und kalt stellen. Vor dem Servieren mit Kokosraspeln und Pomelostückchen garnieren.

Kuchen und Torten

Grapefruit-Kokos-Torte – Das besondere Rezept

Für den Biskuitboden:

3 Eier

150 g Zucker

1 Päckchen Vanillezucker

150 g Mehl

1 TL Backpulver

Fett für die Springform

1 EL Butter

3 Eigelb

50 g Speisestärke

3 EL Kokoslikör

Für die Dekoration:

100 g Zartbitter-Kuvertüre

Kokosraspeln

Schoko-Kokos-Pralinen

Für die Füllung:

2 unbehandelte Grapefruits

350 ml Grapefruitsaft

150 ml Wasser

220 g Zucker

Achtung: 2 Std. Kühlzeit!

Backofen auf 175 °C vorheizen. Von einer Grapefruit die Schale abreiben, beide Grapefruits anschließend schälen, das Fruchtfleisch auslösen und kalt stellen.

Für den Biskuitboden Eier, Zucker und Vanillezucker 10 Min. lang schaumig schlagen. Mehl und Backpulver vermischen, nach und nach unter die Eiermasse heben. Den Teig 15 Min. backen, abkühlen lassen.

Für die Füllung Grapefruitsaft und -schale, Wasser, Zucker und Butter miteinander zum Kochen bringen. Eigelbe, Speisestärke und Kokoslikör verrühren und dazugeben. Das Ganze kurz aufköcheln lassen, vom Herd nehmen. Den abgekühlten Biskuitteig waagerecht teilen. Die untere Lage in einen Tortenring einspannen, mit der Hälfte der Füllung bestreichen, das Fruchtfleisch gleichmäßig darauf verteilen, darüber den Rest der Füllung auftragen, die zweite Teighälfte darauflegen.

Die Kuvertüre im Wasserbad schmelzen und auf der Torte verteilen. Solange der Guss noch flüssig ist, mit Kokosraspeln und Pralinen dekorieren. Vor dem Servieren 2 Std. kalt stellen.

Pampelmusenkuchen mit Dinkelvollkornmehl

6 kleine Eier	500 g Dinkelvollkornmehl
Salz	150 g Butter
200 g Puderzucker	50 g Kokosraspeln
1 Päckchen Backpulver	360 g Pampelmusen-Fruchtfleisch

Eier und Salz miteinander schaumig rühren, Puderzucker hinzufügen, alles cremig schlagen. Backpulver mit Mehl vermischen, mit Butter und Kokosraspeln zu der Eimasse geben. Ca. 6 Min. mit dem Mixer auf höchster Stufe verrühren. Als Letztes das Pampelmusen-Fruchtfleisch unterheben und den Teig in eine Kastenform füllen. Im nicht vorgeheizten Backofen bei 150 °C Heißluft ca. 1 ½ Std. backen.

Pomelo-Joghurt-Torte

1 Pomelo	10 Blatt weiße Gelatine
150 g Zwieback	500 g Vollmilchjoghurt
125 g geschmolzene Butter	275 g Sahne
Mark von 1 Vanilleschote	100 ml Vanillelikör
Fett für die Form	150 g Zucker

Achtung: 3 Std. Kühlzeit!

Die Pomelo halbieren, eine Hälfte in Scheiben schneiden, die andere Hälfte schälen und filetieren. Den Zwieback zerbröseln.

Butter, Vanillemark und Zwiebackbrösel vermischen, als Boden in eine gefettete Springform geben. Gelatine in kaltem Wasser einweichen, ausdrücken. Joghurt mit 100 g Sahne, Likör und 100 g Zucker verrühren. 6 Esslöffel davon in die Gelatine rühren, dann zur restlichen Joghurt-Sahne-Mischung geben, gründlich einrühren und für 20–30 Min. kalt stellen. Die restliche Schlagsahne mit dem restlichen Zucker steif schlagen und unter die Joghurtmischung ziehen. Die Pomeloscheiben als Rand in die Springform geben, die Joghurtmasse einfüllen, für 3 Std. kalt stellen. Vor dem Servieren aus der Form nehmen und mit den Pomelofilets dekorieren.

Brotaufstriche

Herzhafte Brotaufstriche

Avocado-Pampelmusen-Aufstrich für Bruschetta – Das besondere Rezept

Für 3 Personen

1 Pampelmuse	1 EL Olivenöl
1 EL Sesam	1 EL gehacktes Basilikum
1 Avocado	Salz und Pfeffer
1 TL Honig	

Die Pampelmuse schälen, filetieren und in mundgerechte Stücke teilen, dabei den Saft auffangen. Den Sesam in einer Pfanne ohne Fett kurz anrösten. Die Avocado schälen, entsteinen und würfeln.

Für das Dressing den Pampelmusensaft mit Honig, Öl und Sesam mischen. Die Avocado mit den Pampelmusenstücken und dem Basilikum vermischen, das Dressing darübergeben, mit Salz und Pfeffer abschmecken. Die Mischung auf den gerösteten Bruschetta-Scheiben anrichten.

Limetten-Kapern-Butter

2 Limetten	5 EL Kapern
100 g Butter	Salz und Pfeffer

Die eine Limette auspressen, die andere schälen und das Fruchtfleisch auslösen. Die Butter aufschäumen lassen. Kapern und Limetten-Fruchtfleisch hinzufügen und gut vermischen. Alles noch einmal kurz aufschäumen lassen, dann mit Salz, Pfeffer und Limettensaft abschmecken. Die abgekühlte flüssige Butter gut abgedeckt im Kühlschrank lagern, damit sie streichfähig wird.

Pomelomarmelade mit rosa Pfeffer

Für 5 Gläser à 325 g

4 rosa Pomelos

6 Bioorangen

1,2 kg Gelierzucker

1 EL rosa Pfeffer

Die Pomelos schälen, in Spalten zerteilen, dabei Saft und Kerne auffangen. Die Orangen auspressen, Saft und Kerne auffangen. Pomelo- und Orangenkerne in ein feines Tuch binden. Orangen- und Pomelosaft mit den Pomelospalten und dem Gelierzucker unter häufigem Umrühren bei leichter Hitze erwärmen, bis sich der Gelierzucker ganz aufgelöst hat. Nun das Ganze 5 Min. unter ständigem Rühren bei hoher Hitze aufkochen. Pfeffer hinzufügen und 2 Min. mitkochen lassen. Die Marmelade in die Gläser füllen, nach dem Erkalten verschließen. Trocken und kühl lagern.

Süße Brotaufstriche

Erdbeer-Grapefruit-Brotaufstrich

Für 5 Gläser à 300 ml

1 kg Erdbeeren

3 große rosa Grapefruit

500 g Gelierzucker 3:1

Die Erdbeeren waschen und pürieren. Die Grapefruits schälen, das Fruchtfleisch auslösen, dabei den Saft auffangen. Grapefruit-Fruchtfleisch und -saft mit dem Gelierzucker unter das Erdbeerpüree heben, alles gut vermischen. Unter ständigem Rühren zum Kochen bringen und 4 Min. sprudelnd kochen lassen. Marmelade bis zum Rand in Gläser füllen, diese gut verschließen, für 5 Min. auf den Kopf stellen.

Grapefruitmarmelade mit Vanille-Ingwer-Aroma – Das besondere Rezept
Für 5 Gläser à 200 ml

| 10 Grapefruits | 2 Vanilleschoten |
| brauner Rohrzucker | 2 cm frischer Ingwer |

Die Grapefruits schälen und das Fruchtfleisch herauslösen. Das Fruchtfleisch wiegen und dieselbe Menge braunen Zucker hinzufügen. Die Mischung ca. 1 Std. in einem Topf mit dickem Boden bei niedriger Temperatur kochen. Das Mark der Vanilleschoten auskratzen und den Ingwer schälen und fein hacken. Beides zur Grapefruit-Zucker-Mischung geben, abschmecken. Wenn die Marmelade noch zu flüssig ist, ca. 20 Min. weiterkochen lassen. Anschließend in Gläser füllen, diese verschließen und bis zum vollständigen Erkalten auf den Kopf stellen. Erst probieren, wenn die Masse richtig kalt geworden ist.

Limetten-Kokos-Marmelade

Für 5 Gläser à 200 ml

600 g Limetten

400 ml Kokosmilch

1 kg Gelierzucker 1:1

Die Limetten schälen und in kleine Stücke schneiden. Zusammen mit der Kokosmilch und dem Gelierzucker nach Packungsanweisung kochen, bis die Masse geliert. Nach erfolgreicher Gelierprobe in die vorbereiteten Gläser füllen.

Getränke

Heiße Getränke

Ingwer-Mandarinen-Tee

15 g frischer Ingwer

½ l Wasser

100 ml frisch gepresster
Mandarinensaft

2 TL Reissirup (Reformhaus)

Ingwer schälen, in dünne Scheiben schneiden und diese im Wasser aufkochen und bei geringer Hitze ca. 20 Min. ziehen lassen. Mandarinen auspressen. Den heißen Ingwertee mit Mandarinensaft und Reissirup verfeinern. Durch ein feines Sieb passieren und servieren.

*19 Selbst gemachte Marmelade schmeckt
immer noch am besten – und ist ein meist
hochwillkommenes Gastgeschenk.*

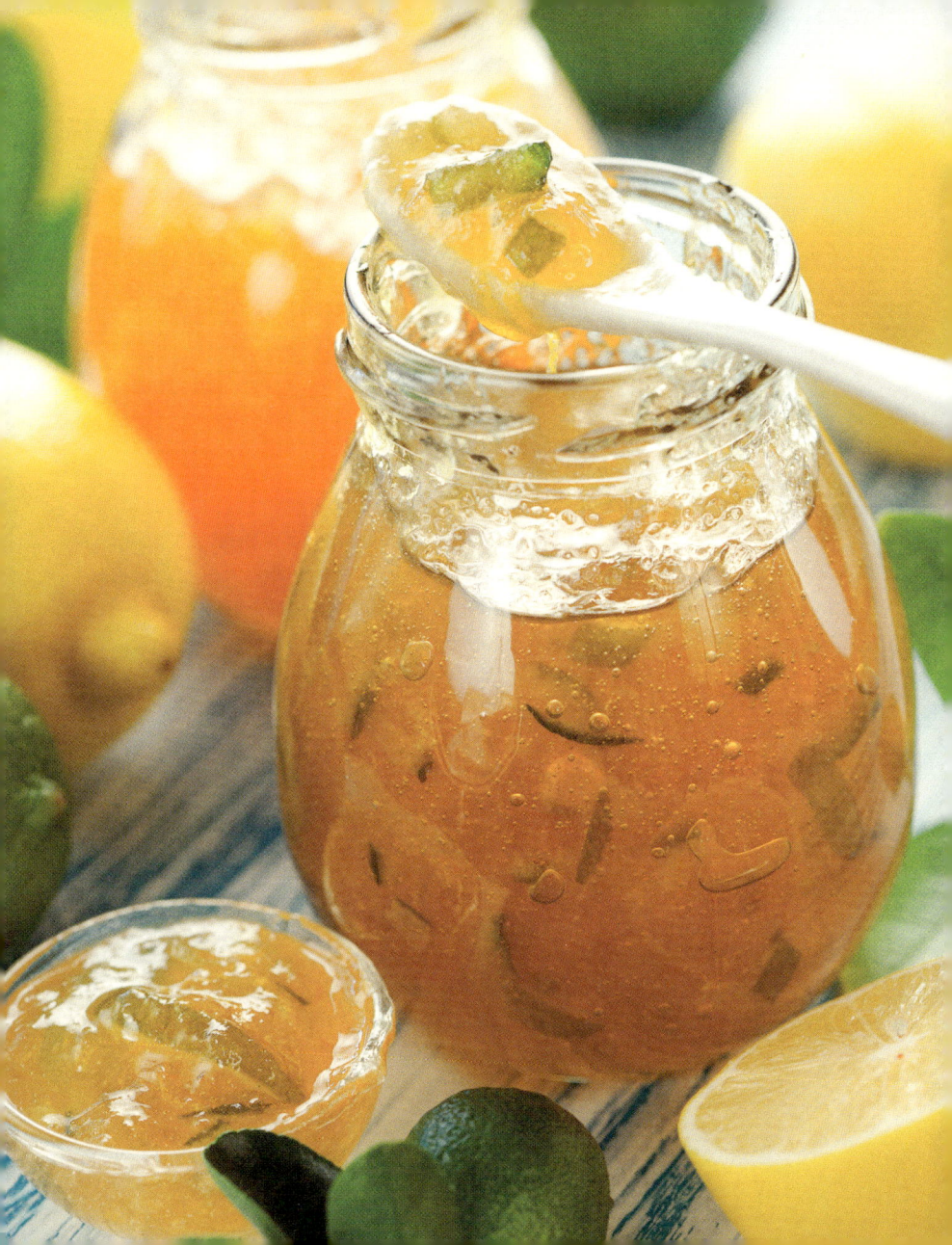

Orangen-Vanille-Kaffee – Das besondere Rezept

Für 4 Tassen

1 Vanilleschote	2 TL brauner Zucker
1 Bioorange	125 g Schlagsahne
500 ml starker Kaffee	1 Päckchen Vanillezucker

Das Mark der Vanilleschote auskratzen. Die Orange dünn abschälen, ein Drittel der Schale in feine Streifen schneiden und beiseitestellen. Den Kaffee aufbrühen.

Vanillemark, Vanilleschote, nicht in Streifen geschnittene Orangenschale und Zucker zusammen in einen Topf geben. Den Kaffee zufügen und das Ganze erwärmen. Die Sahne mit dem Vanillezucker steif schlagen. Den Kaffee durch ein Sieb gießen und in Tassen füllen, auf jede Tasse 2 Teelöffel Sahne geben. Mit den Orangenschalenstreifen verzieren, sofort servieren.

Zitrusfrüchte-Teepunsch

Für 4 Gläser

1 unbehandelte Orange	750 ml frisch gepresster
½ Pampelmuse	Orangensaft
1 unbehandelte Zitrone	4 EL Honig
1 l schwarzer Tee	

Die Bioorange hauchdünn schälen, die Schale beiseitestellen, das Fruchtfleisch in Würfel schneiden. Die halbe Pampelmuse ebenfalls schälen und das Fruchtfleisch würfeln. Die Zitrone sehr dünn schälen und die Schale aufbewahren, dann die Frucht auspressen.

Pampelmusen- und Orangen-Fruchtfleisch mit Orangen- und Zitronen-schale in ein feuerfestes Gefäß geben. Den Tee mit dem Orangensaft erhit-zen, mit Zitronensaft und Honig abschmecken. Die Teemischung über die Früchte gießen und sofort in Gläser füllen.

Kalte Getränke

Honigpomelo-Smoothie
Für 1 Glas

¼ Honigpomelo

1 Apfel

1 Kiwi

150 ml frisch gepresster Orangensaft

2 TL Honig

Zum Garnieren:

1 kleines Stück Honigpomelo

Honigpomelo, Apfel und Kiwi schälen und klein schneiden. Alle Zutaten miteinander pürieren und in ein Glas füllen. Mit einem Stück Honigpomelo dekorieren.

Limettendrink mit Prosecco
Für 8 Gläser

6 Biolimetten

2 Biozitronen

1 Töpfchen Minze

750 ml Mineralwasser

reichlich Eiswürfel

750 ml Prosecco

3 Limetten und 1 Zitrone schälen, klein schneiden, dabei den Saft auffangen. Die restlichen 3 Limetten sowie die zweite Zitrone auspressen, Saft beiseitestellen. Die Minzeblättchen abzupfen, waschen und trocken schütteln. Limetten- und Zitronenstückchen sowie -saft mit den Minzeblättchen und dem Mineralwasser mischen, etwas durchziehen lassen. Auf Gläser verteilen, mit Eiswürfeln und Prosecco auffüllen.

Pampelmusen-Apérol – Das besondere Rezept

60 ml Apérol
240 ml frisch gepresster Pampelmusensaft
240 ml trockener Weißwein oder Sekt
Eiswürfel

Alle Zutaten in einen Behälter mit Eiswürfeln geben, mischen. Abseihen und in Wein- oder Sektgläser umfüllen.

Zitronen-Muntermacher

150 ml frisch gepresster Orangensaft
50 ml frisch gepresster Möhrensaft
Saft von 1 Biozitrone
1 TL Honig
1 EL geschlagene Sahne

Alle Zutaten außer der Sahne zusammen mit dem Mixer aufschlagen. Zum Schluss die geschlagene Sahne unterheben. Gekühlt servieren.

Über die Autorin

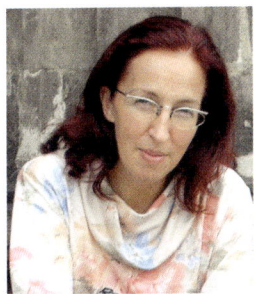

Foto: © Sarah Mae Heidböhmer

Ellen Heidböhmer, Jahrgang 1963, Autorin und Lektorin, beschäftigt sich seit vielen Jahren beruflich und privat mit alternativen Heilmethoden. In der Herbig-Hausapotheke sind die erfolgreichen Ratgeber Gesund mit Ingwer, Heilpflanze Holunder, Heilen mit der Kraft des Meeres und Gesund mit Brennnessel, Löwenzahn und Rauke erschienen.

Bildnachweis

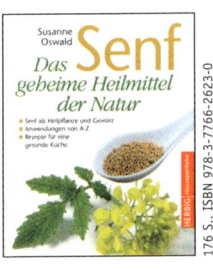
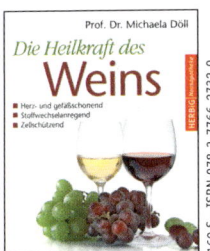
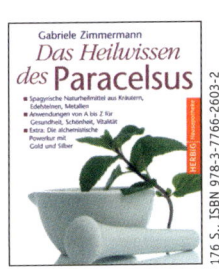
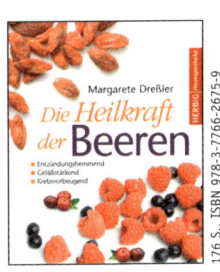
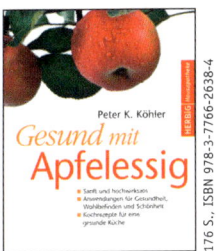
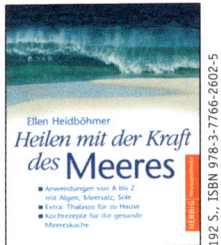
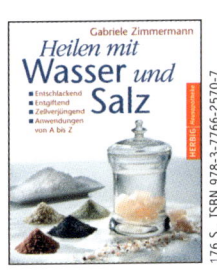
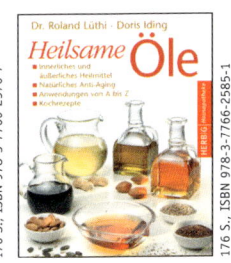
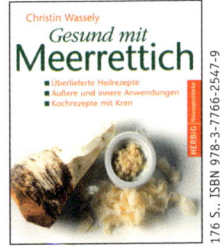
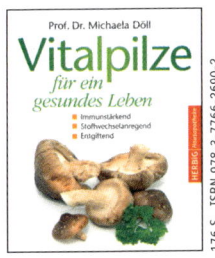
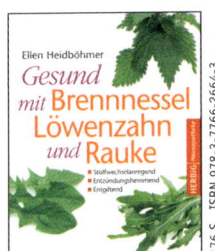

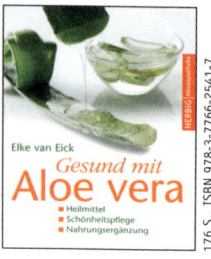

Elke van Eick
Gesund mit
Aloe vera
- Heilmittel
- Schönheitspflege
- Nahrungsergänzung

176 S., ISBN 978-3-7766-2541-7

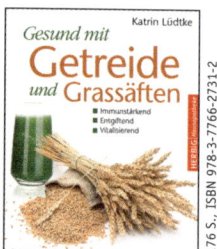

Katrin Lüdtke
Gesund mit
Getreide
und Grassäften
- Immunstärkend
- Entgiftend
- Vitalisierend

176 S., ISBN 978-3-7766-2731-2

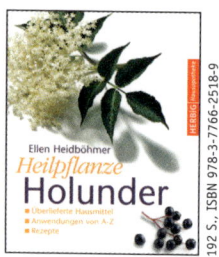

Ellen Heidböhmer
Heilpflanze
Holunder
- Überlieferte Hausmittel
- Anwendungen von A-Z
- Rezepte

192 S., ISBN 978-3-7766-2518-9

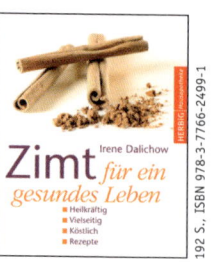

Irene Dalichow
Zimt *für ein*
gesundes Leben
- Heilkräftig
- Vielseitig
- Köstlich
- Rezepte

192 S., ISBN 978-3-7766-2499-1

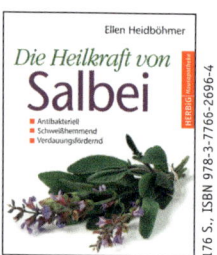

Ellen Heidböhmer
Die Heilkraft von
Salbei
- Antibakteriell
- Schweißhemmend
- Verdauungsfördernd

176 S., ISBN 978-3-7766-2696-4

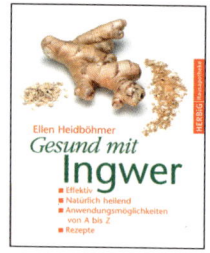

Ellen Heidböhmer
Gesund mit
Ingwer
- Effektiv
- Natürlich heilend
- Anwendungsmöglichkeiten von A bis Z
- Rezepte

208 S., ISBN 978-3-7766-2467-0

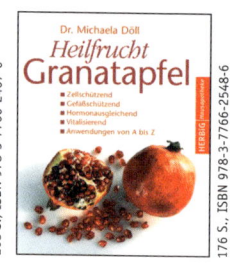

Dr. Michaela Döll
Heilfrucht
Granatapfel
- Zellschützend
- Gefäßschützend
- Hormonausgleichend
- Vitalisierend
- Anwendungen von A bis Z

176 S., ISBN 978-3-7766-2548-6

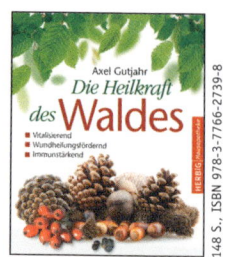

Axel Gutjahr
Die Heilkraft
des **Waldes**
- Vitalisierend
- Wundheilungsfördernd
- Immunstärkend

148 S., ISBN 978-3-7766-2739-8

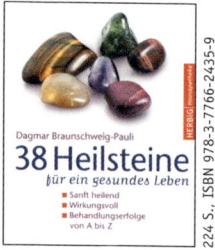

Dagmar Braunschweig-Pauli
38 Heilsteine
für ein gesundes Leben
- Sanft heilend
- Wirkungsvoll
- Behandlungserfolge von A bis Z

224 S., ISBN 978-3-7766-2435-9

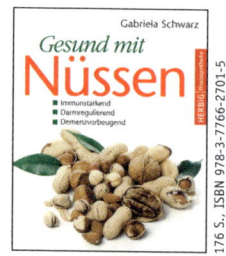

Gabriela Schwarz
Gesund mit
Nüssen
- Immunstärkend
- Darmregulierend
- Demenzvorbeugend

176 S., ISBN 978-3-7766-2701-5

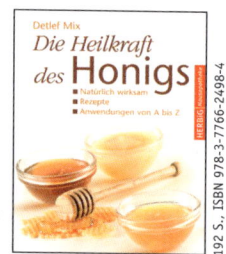

Detlef Mix
Die Heilkraft
des **Honigs**
- Natürlich wirksam
- Rezepte
- Anwendungen von A bis Z

192 S., ISBN 978-3-7766-2498-4

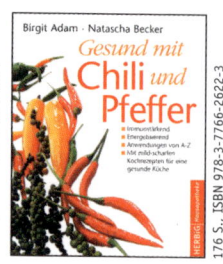

Birgit Adam · Natascha Becker
Gesund mit
Chili *und*
Pfeffer
- Immunstärkend
- Energetisierend
- Anwendungen von A-Z
- Mit mild-scharfen Kochrezepten für eine gesunde Küche

176 S., ISBN 978-3-7766-2622-3

Kompetente Hilfe aus der sanften Medizin

Informationen zu allen Herbig Hausapotheke-Ratgebern unter www.herbig-verlag.de